[美] Karen R. Koenig

# Words to Eat By

# 想吃啊，没关系

## 用自我对话与食物和解

陆乐天 译

电子工业出版社
Publishing House of Electronics Industry
北京·BEIJING

版权贸易合同登记号　图字：01-2022-6493

**图书在版编目（CIP）数据**

想吃啊，没关系：用自我对话与食物和解 /（美）卡伦·R. 凯尼格（Karen R. Koenig）著；陆乐天译．— 北京：电子工业出版社，2023.2

书名原文：*Words to Eat By: Using the Power of Self-talk to Transform Your Relationship with Food and Your Body*

ISBN 978-7-121-44603-0

Ⅰ．①想⋯　Ⅱ．①卡⋯　②陆⋯　Ⅲ．①饮食－应用心理学－文集

Ⅳ．① TS972.53

中国版本图书馆 CIP 数据核字（2022）第 226843 号

责任编辑：于　兰

印　　刷：三河市君旺印务有限公司

装　　订：三河市君旺印务有限公司

出版发行：电子工业出版社

　　　　　北京市海淀区万寿路 173 信箱　　邮编：100036

开　　本：880×1230　1/32　　印张：8.875　　字数：168 千字

版　　次：2023 年 2 月第 1 版

印　　次：2023 年 2 月第 1 次印刷

定　　价：68.00 元

　　凡所购买电子工业出版社图书有缺损问题，请向购买书店调换。若书店售缺，请与本社发行部联系，联系及邮购电话：（010）88254888，88258888。

　　质量投诉请发邮件至 zlts@phei.com.cn，盗版侵权举报请发邮件至 dbqq@phei.com.cn。

　　本书咨询联系方式：yul@phei.com.cn。

## 作者序

作为一个"孤零零"的独生女，我小时候有一个想象中的朋友，名叫简。

简是我脑海中的一个声音，像是一个向导，在我探索世界的过程中，告诉我怎样才是对我最好的选择。

为什么叫她简？对此我也毫无头绪。但简对我说话时，好像她就是一个真实的人，而不仅仅是我脑中虚构的一个角色。她能够准确地断定是非，包容我的无知和缺点，对我的问题也有着无限的耐心。

简似乎觉得自己应该确保我尽可能过上最好的生活，而这意味着她要成为我每日生活中的良师益友。

当然，我从来没有把简看作可以陪我一起出去玩的朋友。我倒是有两个想象中的朋友，在我出门时会伴我左右，但那是另一码事啦。

简的声音是充满智慧的（有时是"自作聪明"的），她拥有我所缺失的处世哲学，在我困惑的时候，她总是可以帮我厘清思路。

她是每个人心中最理想的母亲、父亲、姐妹、兄弟、朋友、导师和守护者，在我知道什么是心理咨询师之前，她一直都充当着一个咨询师的角色。

无论我处于什么年龄、遇到什么情况，当我需要她的时候，简总是义无反顾地出现在我身边，给我最佳的建议。

简的声音有时是鼓动性的，就像在耳旁轻唱"咱们不要那样做，咱们不要那样做"。她也清楚什么时候应该对我稍加责备地说："天啊，拜托，你不会真的想那样做吧？你不至于吧？"

有时，她听起来也会像个害怕的孩子，轻声说着："我们走吧，这有点不对劲儿。"那般坚定，让我对她的判断深信不疑。

在青春期时，我经常被父母"抓包"。他们发现我在做一些不该做的事情，此时简会幸灾乐祸地说："阿哦，这下你可惨咯！惹上大麻烦啦！"

随着我年纪渐长，简那冷静、稳重、舒缓的声音出现的次数便越来越少，我的思想因为自我意识的觉醒开始变得成熟。当我不再困惑、愈发理智时，简似乎知道是时候离开我了。就像所有睿智的老师一样，她完成了自己的使命，向我道别了。从那一刻起，她的声音与我自己的想法亲密无间地融合在了一起。

我们把这类想法叫作"自我对话"（self-talk），简的探索性的问题、富有同情的评论和轻声的旁白都是自我对话的方式。

我很幸运有她的陪伴，从小到大，在很长一段时间里，我都不曾坚信过自己的声音，因为我觉得自己有太多缺陷（真的）。而简则是充满智慧的存在，像一个永远能够给出明智选择的朋友，我知道我可以完全信任她。

以下是她会对我说的话：

- "啊，亲爱的，我知道这很让你受伤，但你会好起来的。"
- "有我在，我会陪着你。你并不孤单，也永远不会孤单。"

- "你不该被这样对待。"
- "我知道那是你认为你想要的，但它对你其实没有好处。"
- "走吧，我们离开这里。"
- "想哭就哭出来吧，你会舒服一些。"
- "我保证，一切都会好起来的。"
- "没事的，没关系的。"

时至今日，我仍然惊叹于她的智慧。哪怕是看到她曾说过的话，也会让我热泪盈眶。

当然，我并不总是遵从简的忠告，但那不是她的错；她尽了最大努力引领我的生活走向健康的道路。

我多希望简能在我前半生与食物（包括生活）做斗争的那段日子里，把音量提高一些，让我能够放过自己。

我能够听到她在我耳边压低声音提出的各种建议，但这些建议并不总是能缓解我的苦恼和对食物的痴迷。

即便是一个放在冰箱里未开封的冰激凌发出的尖叫声"快来把我吃掉吧"，也能盖过房间里的所有声音。

就算是盘子里剩下的最后一小块比萨，也能引起一阵骚动，以至于我根本听不到从肿胀的肠胃里发出的痛苦的呜咽。

聚会之后，装满食物的垃圾桶里传来的诱惑，也会让人失去理智。

我知道，你明白我的意思。

我希望这本书能给你一些声音，让你停止与食物和身体的对抗。你会通过你自己的简（或约翰）听到它们，直到它们成为你自己的想法或自我对话。

在我之前的书中，我提到过遵循"正常"饮食的规则，处理饮食和身体之间的内在矛盾，学习有效的生活技能，管理情绪，以及培养健康的人格特质的方法。

这本书进一步补充了这部分内容，直指食物与关怀自我（self-caring）问题的根源：你日复一日说给自己听的话。

当客户或读者告诉我他们会听到我的声音——"你已经吃饱了，可以停下了""现在最好不要站上体重秤""开启新一轮节食的话，你一定会后悔""不需要沉浸在痛苦的回忆中"又或"不那么完美，也没什么关系"的时候，我知道，作为一名咨询师或作者，我取得了一些成果。

在你能够清晰地听到自己明智、坚定的声音之前，试着在脑海中聆听我的声音，这会为改善你的自我对话奠定一个良好的基础。

在涉及食物、健康和体形的任何情景中，把这本书里的话，想象成我靠在你身边，在你耳边低语——什么才是对你最好的选择。

我清楚你想要的是什么，会发自内心地为你着想，因为我也经历过你所在的阶段。

你在内心正在对自己说的那些话，我也曾对自己说过，结果同你一样引发了各种进食问题。之后我学会了在想吃的时候或在实际进食的过程中，该如何与自己对话，从而结束与食物的斗争，平静和理智地面对食物。

饮食失调者（dysregulated eaters）——那些难以辨别食物是否充足的人——通常会对自己说完全错误的话，使得他们与食物及身体的关系长期处于混乱状态。

当饮食失调的声音掌控了麦克风，在舞台中央咆哮和抱怨，淹没了智慧的声音时，我们需要一个新的词汇表，一种新的善待自己和关爱自己的语言。

我的目标是成为你的简——准确地说出那些需要被说出来的话，从而快速地培养出你自己的声音，温和地引导你走向健康的身心状态。

当一个人的自我对话得到改善时，一切都会变得更好

（是的，我指的是**所有的事情**）——你的感受，你的想法，以及最重要的——你的行为方式。

眼前这条改变之路，正是始于一个个音节、一个个字、一个个词，最终你会走出堕落和对食物痴迷的绝望。

沿这条道路前进，你不会想再寻求其他外部的声音来改善你与食物的关系，因为你自己的声音就已经足够引导你到达终点了。

20世纪80年代初，当我被节食和暴饮暴食搞得苦不堪言的时候，无论走到哪里，我都会随身携带一本书：《肥胖是一个女权问题》（*Fat Is a Feminist Issue*），作者是英国精神分析学家苏西·奥尔巴赫（Susie Orbach）。

我似乎无时无刻不被食物包围着，所以我需要这本书伴我左右。它对我来说，就像一本饮食的"圣经"，告诉我如何回应食欲，以及除了吃东西，我还可以做什么。

《想吃啊，没关系：用自我对话与食物和解》对你来说，也应该是这样一本书。

本书提供了你最需要的那些自我对话，让你能好好吃饭，积极运动，爱上镜子里的自己。你可以修改我的一些表述方式，但如果你不想费心创造你自己的版本，那也没关系，我为你形成的那些自我对话方式，自然会发挥它的作用。

就像把一位饮食失调咨询师以及"正常"饮食者的思维方式植入你的大脑一样，当你遇到问题时，这本书就在你身旁。比如，和痴迷于节食的朋友一起吃饭，与即将到来的暴饮暴食做斗争，回应尖刻的体重评价，在休息室的饼干前面溜走而不是抓一个吃，或者在孤独的周六晚上，决定你是否真的饿到需要吃第二份千层面……你可以直接翻到相应的章节来应对这些情景，选择能够引导你成功度过这一时刻的自我对话，就这么简单。

一段时间之后，你甚至不再需要使用这本书，因为那些话会被你铭记于心，等到那时，你也会意识到自己终于走上了"正常"饮食的道路。

注意：你不需要在自我对话上尽善尽美。我并不希望你在表述方式上钻牛角尖，为如何描述自己的想法而困扰，我更期待你可以逐步形成那些更健康的思维方式，并把它们转化为实际的行动。

尽管一些研究表明，在自我对话中使用"你"或你的名字会取得更好的效果，但我更建议使用"我"作为人称代词，并以现在时态表述出来。多用肯定而不是否定的句式来表述你的想法也会更加有效，因为你永远不想提醒你的大脑什么不能做（结果你只会更想去做）。

　　我的目的是帮助你探索内心，想出那些能让你对关怀自我充满热情的句子。我不需要你像一个士兵一样，无条件地遵守我给出的自我对话，除非你真的对我所说的话有一种发自内心的共鸣。发展自我对话的乐趣之一，就是把那些声音带入实践，探索哪些话对你是有帮助的。

　　我在每一章都设计了"想一想"环节，其中的问题，会促使你更深入地探索你的自我对话，同时彻底消化本书的内容。此外，书中还包含一些案例，你会发现这个主题的复杂性，并且会认识到培养一个健康的自我对话来促成关怀自我的必要性。

　　我希望这本书的理念和书中的语句能激发你的渴望，让你想要更加明智地、充满爱地对自己说话——这会是你走向"正常"饮食之路的伙伴。

译
者
序

　　瘦身成功后，我写了一本书，名叫《放弃减肥，我瘦了60斤》。曾经有读者跟我说："乐天啊，封面的书名太大了，我都不好意思在外面看。"

　　为什么在公共场合看一本减肥书会觉得不好意思呢？

　　在很大程度上，这与我们对肥胖的羞耻感有关，而这份羞耻感是从何而来的呢？人们都说，是因为当今以瘦为美的社会环境充斥着类似"好女不过百""胖子不配拥有……"的种种论调。

　　似乎每个人都被迫参与一场与肥胖的斗争，不得不与自己对抗——对抗惰性，对抗食欲，对抗不完美的身材。我们为自己加油鼓劲，拼命坚持，仿佛这是一场决不能输掉的赛跑，稍稍松懈，就会被什么可怕的东西追上。

人们赞美瘦身成功的人，而当我们难以坚持运动，无法管住嘴巴或看到自己丰满的身体时，总会伴随着一些声音——"你怎么这么没有意志力？""吃吃吃，就知道吃，怎么就管不住那张嘴呢?!""你看看你，都胖成什么样了！"

如果上面这三句话让你有些难过或委屈，答应我，给自己一个拥抱吧。这些话，原本就不会给人带来一丝愉悦。我们不会对身边的朋友说出这样的话，却允许这些声音萦绕在自己的耳旁，像是做错了什么，必须遭受责罚一样。这太奇怪了！

我想大声告诉你："不论你的瘦身之旅遇到了什么麻烦，你都没有做错任何事，是这些话错了！"

我们对肥胖的羞耻感，正是源于这些在你耳边一遍又一遍重复的话。而这些声音，就是本书所说的"自我对话"。

显然，你过往那些以批判为主的"自我对话"，没能起到什么作用。也许你心里正想着："别再啰唆了，快告诉我，我要怎么做？"又或者你打算翻过序言和目录，直接阅读正文的部分。可是，你此刻需要的，真的是一种新的方法吗？

我们习惯了听从外部的声音，期待得到明确的方法和简单粗暴的指令，似乎只要遵照它们，才能达成目标。

其实，你本来就知道该怎么做，你的身体知道该吃什么，该吃多少，何时该吃，甚至你的身体是渴望并享受运动的。

问题在于，一直以来，你脑中的那个声音——也就是你与自己对话的方式，好像一个居高临下的暴君，又或者一位极其严厉的家长，你内心的那个充满智慧的自己被吓得不敢出声。你不再相信自己的判断，害怕犯错，无条件接收外部的指令，习惯了否定和忽视，以至于快要忘记了自己的价值，忘记了自己内在的智慧。

试着想象一个亲密的朋友，一个睿智的老师，一个无条件包容你的亲人或是一个为你喝彩的观众，想象他们帮你抵御所有负面的能量，给你安慰、关怀、支持和拥抱，告诉你"没关系"，你能够真真切切地感受到自己是被谅解的、被允许的、被接纳的、被认可的……

也许你会说，他们不可能每天都在我身边啊！其实，你完全可以在生活中无时无刻地感受他们带来的能量，因为他们一直都在你的脑中，他们，就是那些你即将在本书中结识的"自我对话"。

陆乐天

2022 年 11 月 16 日于厦门

目

录

# 第1章
## 自我对话的力量

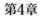
# 第4章
## 想吃的时候，该对自己说什么？

第5章

**使用自我对话应对暴饮暴食**

第6章

**饮食问题的终极答案**

第7章

**和他人一起吃饭时，该对自己说什么？**

第8章

## 你早该为自己感到自豪！

# 自我对话的力量

所 言 即 所 得

市面上有大量关于自我对话的书——仅在Amazon[①]上就有6000多本。关于如何吃得健康、营养，如何理性进食，以及如何改善与食物关系的书，也有成百上千本。当然也有利用自我对话的方式减重的书。然而，这是唯一一本写给努力想成为"正常"饮食者的书。

在此之前无论我们如何看待食物和自己的身体，或对自己有何种自我评价，在面对各种饮食、身材等挑战的那一刻，都是决定性的——抛开预设的那些完美计划，现在做出的选择，要么引领我们达到并维持饮食和自我接纳的目标，要么朝着错误的方向疾驰而去。

这本书的目的，是在你做出最终选择之前，把当下最适合对自己说的话呈现在你面前。而你即将看到的内容，源自我作为一个专门研究饮食心理学的咨询师三十余年的经验。我想让你知道的是我们**为什么吃、如何去吃**，而不是从营养学的角度告诉你应该吃什么。

我治疗过数百名饮食失调者，让我一直感到惊讶和难过的是，极少有人知道，想要过上幸福、成功的生活，该对自己说些什么，更不用说在进食方面做出明智的选择，

---

① 全球著名的互联网线上零售商之一。——译者注

或者接纳自己当前的体重和身材。

　　我前半生与食物斗争的过程，同样印证了理性和接纳的自我对话的重要性。作为一个曾经在高度自律的慢性节食者和"世界级"的暴食者之间不断切换的人，我以前的自我对话，在各种饮食灾难面前没有任何帮助，也无法停止我在暴食之后清除食物[②]的种种行为，直到我遇到一位咨询师，在他的帮助下，我才梳理清楚这一行为背后的动机。

　　原来，我对自己说的话，某种程度上"确保"了我会继续饮食失调的种种行为。谁能想到会是这样？好吧，这也不能怪我。不过，当我开始发现，什么样的自我对话是有益的，什么样的自我对话又是毫无意义的时，我便立刻明白了为什么我几十年来一直陷在不健康的饮食模式中。

　　你可以把这本书看作一座桥梁，帮助你将健康积极的自我对话原则应用到"正常"饮食中，特别是关怀自我的过程中。那么到底什么是"正常"饮食，以及为什么我要把这个词放在引号里呢？

---

② 进食障碍者在暴饮暴食后，使用泻药或依靠催吐等行为"清除食物"（purge），试图避免体重增长。——译者注

"正常"饮食是一种进食的方法，有4个简单的原则。

**1** 只有当感到饿时才吃东西。

**2** 选择能让你感到满足和愉悦的食物。

**3** 有意识地进食，回应内心的食欲。

**4** 当你吃饱或满足时停止进食。

需要注意的是，这4个原则必须同时使用，并且要按照顺序执行，才能与食物产生积极、舒适、健康的关系。你可以在我的另一本书《悦食悦己》(*The Rules of "Normal" Eating*)中看到更详细的说明。

许多饮食失调者无法理解"正常"饮食和健康饮食之间的区别。其实，这是完全不同的两个概念。"正常"饮食是以食欲为导向的，专注于食欲、享受和满足，而健康饮食更多的是关注食物本身的营养价值。

在"正常"饮食和健康饮食之间，存在4种可能。

**1** 你可以按照"正常"饮食原则进食，但大多数时候选择营养价值较低的食物，这会使你成为一个不健康的饮食者。

2 你选择吃营养丰富的食物，但会吃很多甚至暴饮暴食，这将使你成为一个健康但不"正常"的饮食者。

3 你既不能根据食欲进食，也无法遵照营养指南进食，在这种情况下，你既不是一个"正常"饮食者，也不是一个健康饮食者。

4 你在多数时候可以选择营养丰富的食物，同时做到满足内心的食欲，成为一个"正常"且健康的饮食者——这是最理想的状况。

# 什么是自我对话?

其实,自我对话并不复杂,它只不过是默念或大声说出你的想法。事实上,它是如此微妙,以至于我们常常无法将它从我们的思考中分离出来。如果你在这一刻停下,考虑一下你读这本书的想法或感受,你可能会想,"所谓的自我对话听起来是有点意思,但我希望这本书能告诉我如何改变饮食方式",或者,"我只想改变我的饮食方式,而不需要教我的大脑一大堆新把戏",这两种声音都属于自我对话。

在《自我对话的艺术:自我意识与内心对话相遇》[3]一书中是这样解释的:"你的自我对话的方式决定了你对自己和对他人的感受。它会影响你在生活中大小事上的选择。它也决定了你判定一个行为是必要的,还是危险的;

---

[3] Vironika Tugaleva, *The Art of Talking to Yourself: Self-Awareness Meets the Inner Conversation* (Ontario: Soulux Press, 2017), 14.

还包括你遵从的或压抑的欲望，为未来几天制订的计划，以及你从过去几天中学到的教训。总而言之，内心的自我对话决定了你生命中每一刻的品质，而生命中最重要的事情，也不过就是这每一个瞬间。"

就我的经验而言，思考是广泛的、没有方向性的，而自我对话的目的是让我们去做或不做某事，或者让我们以某种方式思考或感受。自我对话大多是未经过滤的，通常包括对自己的判断，比如当我们说，"我胖得自己都觉得恶心"，或者"我今天在办公室里拒绝了那个软糖，我太棒了"。相反，思考通常是围绕着一个主题展开的，比如思考和想象你的身体，或一盘软糖——我们甚至能够想象它的外观、气味和吃起来的感觉——但这并不是自我对话。

我不想在思考和自我对话两者之间的理论区别上咬文嚼字。我的目的也并不是给你一个准确的定义。在执行层面，你可以把"自我对话"理解为：**我们有意识或无意识对自己说的话，它反映了我们的思想和感情，并促使我们以特定的方式做出行为或思考**。本书提到的自我对话，更多是表达对身体的同情或厌恶，或想要暴食一顿还是在感到满足时停下来，选择称体重还是避开体重秤，又或者是选择去健身房还是选择待在沙发上。

好啦，名调解释到此为止。就目前而言，你只需要知道，自我对话的目的，是引起我们对某件事情的关注或是把我们的思考指向一个特定的方向。

自我对话可以是积极的、消极的或中立的。举个例子，如果你正打算烤一个苹果蛋糕，你可以说"这会很有意思"来为自己打气，也可以坚称"我就从来没做出过像样的蛋糕"从而让自己感到沮丧，或者采取中立的态度思量，"我很久没有烤苹果蛋糕了"。

# 内心的想法，是垃圾还是宝藏？

　　自我对话的过程，有时是有意识的，有时也会在无意识的状态下发生，也就是说，我们可能会有意地对自己说一些话（"我能做到""我现在不饿，所以先不吃了"），也有可能并没有意识到自己的想法正在表达一种自我评判（如"我对身边的食物毫无抵抗力""我都已经这么胖了，吃什么都无所谓了"）。自我对话会影响我们选择去做或不去做某件事，但我们往往没有发现这一层的因果关系。

　　大多数自我对话的过程，都让我们沉浸在恐惧、内疚、羞愧和消极的情绪里，结果我们更加焦虑了。对生活琐事的习惯性表达或反应，诸如"我真不该这样做""我这样做是不对的"之类的自我对话，对我们改善当下的状况毫无帮助。只有当处于有意识的状态下，**刻意地进行自我对话，才会促成改变的发生**。

　　举个例子。在超市购物时，如果你喜欢吃苹果，你是漫不经心地随手抓几个扔进购物车里，还是花时间仔细挑选新鲜的、没有瑕疵的、符合你口味的那种苹果？如果你脑中冒出一个想法，试图说服你去选择那些布满硬伤、散发着腐烂气味的苹果，你会买吗？当然不会。原因在于：你认为脑中的这个声音是毫无建设性的。选择无瑕疵的新鲜苹果更符合你的长远利益，而发臭的、有硬伤的苹果肯定不好吃，而且有害健康。

我把那些对你有益的想法称为"宝藏"，而那些会在当下或从长远看来对你有害的想法，我称之为"垃圾"。显然宝藏是值得收藏的，至于那些垃圾，我们巴不得赶紧扔掉。不论你是打算买一辆车，选择伴侣，还是决定职业或者饮食，你最好都认真思考一番，分清楚那些想法是垃圾还是宝藏。

垃圾想法是非理性的、情绪化的，无论这些想法坚持要你做什么，都不会真的为了你好。它们植根于早期的记忆、创伤和功能障碍，作为基本的、原始的生存本能写入大脑，或者源自过往的某种渴望或习惯。然而，它们无助于你在当下做出明智的决定。

宝藏想法具有长远的价值，并促使你进入最佳的生活状态。这些想法是理智的、有理有据的、考虑后果的，而且会把重点放在解决问题上而不是情绪化的反应上。

原谅我必须对此多说两句，认识到自我对话会把我们推向两种不同的方向是非常重要的。就像我们可能会对自己说："我想给琼妮打电话，但她可能太忙了，没时间跟我说话"（劝阻自己拨通电话），或者"我想给琼妮打个电话，如果她正在忙，她可以过会儿给我回电话"（鼓励自己拨通电话）。在饮食方面，我们也许会对自己说："我吃得太多了，一整天都被我搞砸了，算了，不如就破罐子破摔吧"（鼓励自己无脑进食），或者"我今天吃得太多了，我可以等到晚些时候感到饿了，或者能吃下一顿健康的正餐或零食的时候，再去吃"（劝阻自己无脑进食）。在上面的两个例子中，哪种是宝藏想法，哪种是垃圾想法，一目了然。

当我对很多客户首次提起自我对话的话题时，他们常常茫然地看着我，表示自己从来没有认真想过他们脑中正在想什么，以及这些想法会造成什么影响。我能够看出其中的关联，而他们对此大为吃惊。问题就在这儿：开车时他们趴在方向盘上睡着了，然后他们又诧异为什么总是会遇到如此多的事故，为什么至今都没有到达目的地。

也许你也在生活的"方向盘"上睡着了，全然不知你脑中的声音（你的想法）正引导或推动着你朝这样或那样的方向前进。

　　或者更准确地说，你听从了大脑的声音，却没有听到事实。能理解吗？你的自我对话是自动发生的，以至于你根本没有意识到它在后台运行。这些声音像一只看不见的手，温柔地召唤你前进或拉着你后退，带领你走出黑暗或把你推向深渊。也许你不曾听到自我对话的那些声音，但这并不意味着它没有在你的大脑中喋喋不休。

　　这本书的目标，是让你的自我对话在有意识的状态下进行，从而为你提供更有价值的建议，帮助你达成更远大的目标，但只有当你知道自我对话正在进行并决定让它为你所用时，一切才会发生。你可以把这个过程想象成你在偷听自己的声音，你就在那个能听到你心中所想的一切的位置，而你内心的想法仿佛被开了扬声器一样传到你的耳朵里。

## 自我对话是如何形成的？

你被困在一个恶性循环中，因为在成长的过程中，你没有听到，或没有机会学到你将在这本书中读到的那种自我对话。

我们对一件事的感受，以及与自己对话的方式，都源于他人对我们的说话方式，还有我们的父母、家人和其他成年人之间的交流方式。就像如果你生在一个父母和周围的人都说德语的环境里，你就不可能会说法语。俗话说"有样学样"，作为小小的模仿者，我们在成长的过程里，吸收了很多东西，即便我们并没有意识到自己"习得"了什么。

在学习自我对话的过程中，有两种动力：内化和模仿。

**内化**（internalization）是指，用别人对自己的评价，来评估和决定我们应该如何看待自己。他人对我们的看法，就像环绕声一样围绕着我们，最终我们在无意识中接受了他人对待我们的方式就是我们应该被对待的方式，他人的看法成为我们自己的看法。如果我们经常因为超重等身材问题受到父母或其他人的批评，我们便会认为是自己有什么问题。我们吸收他人（包括媒体）的观点，并接纳外界的评价，以及这种评价传达给我们的方式——通常是批评和羞辱。

结果就是，这成了我们自我对话的方式。如果你的母亲用恼怒的语气说你懒惰，还对你翻了个白眼，你可能也会用同样的语气批判自己懒惰，甚至也对自己翻白眼。如果你的父亲失望地叹了口气，埋怨你一点常识都没有，这也许就会变成日后你在遇到问题时对待自己的方式。

**模仿**（modeling）指的是，我们不自觉或有意识地复制父母的言行。如果你的父亲看到不健壮的人都会取笑一番，你可能也会不假思索地吸收他的评判角度，并让他的判断成为你自己的判断。如果你的母亲每天早上都逼着自己站上体重秤，然后哭着骂自己胖，你很可能会吸取她对自己身体的消极评价和羞耻感，做出同样的行为。

你可以选择使用他人的语句和语调，当然也可以选择改变它。但无论如何，我们都非常清楚地得到了一个信息（甚至都没有意识到任何自我对话的产生）——肥胖是非常、非常、非常"不好的"，而改变这一切的方式，是批判和贬低自己。

由于性别方面的社会压力，我很多客户的母亲对自己的身材非常挑剔，除非自己或他人是苗条的，不然说不出一句好话。这类母亲在很多方面对自己有着严格的要求，当身材无法达到社会接受的程度时，就会加倍去努力。不论是努力维持着瘦身成果，还是一直难以减肥成功，她们都把对肥胖和身材的批判作为一种动力。

如果日复一日地听着这种批评长大，你可能会像呼吸周围的空气一样自动地接受"瘦等于好，胖等于不好"的想法。如果要你说出你从中所学到的东西，你可能会说"我明白了：瘦是好的，胖是坏的。因此，我的身体最好是瘦的而不是胖的，这样它——我——才会被认为是好的，而不是不好的。"

另一种情况是，体重或饮食在你家里并不是什么大问题，但你必须保持房间整洁，取得高分，进入校队，在学校管弦乐队中做首席长笛手，或者保持干净或温文尔雅的外表。你的父母告诉你这些要求是至关重要的，任何一点的不完美都是不可接受的，而当你没有达到他们的期望时，他们会贬低你，或者只在你符合他们的期望时才会表扬你。他们会以各种方式让你感到羞愧，对你吼叫，羞辱你、惩罚你。或者以明示或暗示的方式让你知道——你只是个普通人，愚蠢的失败者，注定要失败……你不会有任何成就，不值得拥有美好的生活，或是不具备"成功"所需要的条件。

随着他们频繁地对你说出这些话，这些词句也深深地刻在了你的脑海中。就像一个铃铛，在你脑中叮当作响，而你却无法停止这些声音。你自然而然地相信他们的这些话就是事实，久而久之，你只会对自己产生消极的评价。这当然也不能怪你。我想告诉你的是，那些贴在你身上的标签和各种负面评价，没有一个能代表真实的你。

我们所有人都会觉得父母（以及其他亲戚、老师和朋友）是最了解你的人，反驳他们的意见和评价是错误的、愚蠢的，甚至是完全没必要的。

结果就是，当使用消极的自我对话策略来激励自己改善行为方式时，实际上意味着你选择相信了自己如他们所说的那么糟糕，甚至你也会开始对自己说出那些话。你越是说这些话来刺激自己不要成为糟糕的你，就越会强化自己是个缺乏价值且充满缺陷的人。我们就这样，陷在这个恶性循环里。

时至今日，你已经习惯了听到并且告诉自己，自身的种种问题和错误，以至于你甚至忘记了什么才是对的。更重要的是，你已经不敢想象其实可以换个角度看待自己，看到哪怕是一点点积极的东西。父母（祖父母或兄弟姐妹）的种种负面言辞已经潜入你的大脑，钻进去并在身后闩上大门。

话说回来，消极的、自毁式的自我对话也不全是从父母或亲戚那里学来的。在如今"看脸"的社会环境下，我们一边被告知要有同情心，一边又要在通往成功或失败的路上，告诉自己"不经历风雨，怎能见彩虹""默默忍受，面对现实"。我们崇拜那些努力实现目标的人，而当他们失败时我们又嘲笑他们不够努力。我们崇拜胜利者，厌恶失败者。总之，我们似乎认为每个人都处在一个平等的竞争环境中，我们称赞成功者，羞辱失败者。（事实上，在财务、社区、家庭、经济和基因方面绝不是这样的。）

难怪人们如果没有取得成功，或保持成功的状态，便会把自己称作一个失败者——反正别人早晚会这么说，不如自己先这么想。毕竟，如果有人一直打击你，久而久之，你便很难觉得自己做过什么值得骄傲的事。大部分文化中以肥胖为耻，那些有意或无意的体重偏见是客观存在的。所以，如果超重这件事，让你产生了很多负面的自我评价，那么根源也许并不在你父母，而在于我们生活在一个有着身材羞耻（body shame）的社会环境里。媒体、好友、邻居，甚至还有出于善意的医疗保健机构共同营造出一个"肥胖恐惧"的社会，你也许会因此产生对身体的憎恨。可能在你小时候，就从邻里、校园或者医生的诊室里听过了这些。

有一种典型的体重侮辱来自霸凌。我的一位客户就有过这样的经历，我们暂且叫他埃里克。埃里克家的每个人都是"大块头"，而且似乎都是所谓的易胖体质。他的父母对他非常尊重，当然也非常爱他，埃里克积极参加学校的体育活动，尤其是网球。

随着年纪渐长，埃里克发现自己比同年级的其他同学都大一号，但他当时觉得也没什么……直到有一天，他拿着球拍从学校走回家，路上一群高年级的男生开始嘲笑他太胖了，根本无法在网球场上跑来跑去。

埃里克试图解释他的体重并不重要，而且他也赢得了几次锦标赛，但他们一路跟着他回家，不停对他大喊"骗子，骗子"。从那以后，这些男生每次在学校见到他，都会跟在埃里克身后，窃笑他是"胖子"或者说他是"骗子"。

在经历了好几个星期的霸凌后，他没有告诉家里发生了什么，只是开始让父母帮助他节食，从此他的人生陷入了体重的恶性循环里，不断减重又不停复胖……直到近180公斤的他出现在我面前。

如今，霸凌在学校内外和网络上都很常见。我的另一位客户，也因为身材丰满被她的继弟霸凌。她的父母告诉她不要去理睬继弟的话，对他的评论一笑置之，但她最终决定让自己瘦下来，并发誓她再也不要变胖了。

结果是，她的饮食摄入已经不足以支撑身体所需，她被诊断患有厌食症和神经性暴食症。谢天谢地，通过多年的治疗（另一位治疗师），她终于放弃了不正常的饮食方式。

此外，即便我们清楚什么是最健康的生活方式，但执行起来依然好像是一项不可能完成的任务。媒体和医学界给我们灌输了大量关于什么该吃、什么不该吃，以及什么时候能吃、什么时候不能吃的信息，以至于我们会觉得自己好像整天都在被脑中那些"应该"和"不应该"的声音摆布。每当想到食物，我们就感觉好像面对一堆繁重的家务，或一个事关成败的决定。

- 怎样的家庭经历形成了你对自己的饮食、健康和关怀自我的自我对话?
- 你在学校、街区成长的过程,以及参与跳舞、运动或者其他社会活动的经历,是如何影响并塑造了你今天自我对话的方式的?
- 自我对话是如何伤害你的?它如何影响了你照顾身心的能力?
- 你最希望从脑中消失的三个消极的自我对话是什么?

　　不论是泡在健身房里的女性,还是健康食品超市的经理,每个人对吃什么能瘦或者如何快速减肥之类的话题,都有一番见解。不仅如此,最新出版的减肥书与之前的同类书,在很多观点上都存在矛盾,一项科学研究推翻了另一项科学研究,鸡蛋在"好"与"坏"之间变来变去,脂肪和红肉也是如此。

　　你看,即便我们试图把我们的思考和自我对话建立在确凿的事实和科学研究的基础上,我们也会常常感到困惑。因为这一切真的太复杂了,所以我们又回到了默认的模式——吃什么根本无关紧要,管它呢。

# 我与自己说的话，为什么会对我的饮食方式如此重要？

你的想法和你与自己说的话，正是构成你饮食方式的根基。

前一分钟你还坐在家里的电脑前，想要赶在截止日期前，完成领导安排的明年年度预算，而下一分钟，你正在吞下最后一块酸橙派。怎么会这样？你怎么会"瞬间移动"到另一个房间，在几乎无意识的状态下咀嚼和吞咽呢？是从哪个时刻开始，你决定停止在电脑前敲键盘，而开始进食的呢？

尽管你可能没有意识到，但在做预算和打开冰箱之间，你产生了一个想法——或者更像是一些自我对话——推动你采取行动。也许是"我必须把那个派吃掉""我需要放松一下"，或者"我最好在别人把最后一块派吃掉之前先吃掉它"；可能是你厌倦了眼前的工作，渴望休息一下；又或者你口渴了，想去冰箱拿冷饮，但看到派，便对自己说"我想要吃"——所以你吃了它。

请记住，你没有刻意思考和做一个计划，并不意味着那些想法就不存在。一闪而过的念头也会变成一个决策（这是一种无意识的自我对话），最终促使我们采取行动，就像经过了深思熟虑制订出计划一样。

你知道吗，我们大多数人的脑海中时刻漂浮着一些想法，虽然往往并不是一个连续的思路。人的想法是一种电化学反应，"有研究推测，大脑每天会产生6万到8万个想法。平均每小时有2500 ~ 3300个想法……也有专家保守估计每天会有5万个想法，这意味着每小时也会产生2100个想法[④]"。看起来我们的小脑袋一直都很忙碌。

如果你是一个食物狂热者，这些想法中必然有很多是关于吃或不吃的：原本你想为自己准备一顿健康的晚餐，突然你的脑海中出现了一个吉士汉堡和薯条的画面，于是你飞奔去了离家最近的麦当劳。又或者你想到了蛋糕，在橱柜里翻找出一盒蛋糕粉，于是决定开始和面搅拌，尽管现在已经十点半，快睡觉了。你可能不知道为什么这些想

---

④ Remez Sasson, *How Many Thoughts Does Your Mind Think in One Hour?* Success Consciousness, accessed 7/14/20.

法会突然出现，但结果就是，它们不知何时悄悄地潜入了你的脑中，并让你听从了它们的命令。

　　如果我们忙于手头的事情，无法让自己慢下来倾听自己的声音，我们便无法意识到那些自我对话。大多数时候，不论是否正在进食，饮食失调者对食物都有很多话要说。他们会在脑中"滚动"那些想法，比如他们吃了什么、没吃什么、应该买什么、不应该买什么，以及他们的体重和外貌。有些想法会积聚力量，站上备受瞩目的舞台，而有些想法则悄悄溜到了后台，再也不会被关注到。

# 总而言之，我的自我对话出了什么问题？

停下来，用心思考一下你对自己说的那些关于食物、饮食、身材的话，也可以回想一下其他人的进食行为和身材。

如果你一时间想不出什么，这里有一些想法可以引发你的思考。

- 我穿这个看起来很胖。
- 这件衣服让我看起来更瘦了。虽然颜色难看，但我要了。
- 我不应该吃这个，但是……
- 我知道医生说这对我不好，但那又怎样，我想要吃。
- 我整个星期状态都很好，所以值得奖励自己吃一顿。
- 这味道实在太好了，我无法拒绝。

- 我不敢相信我的体重一点儿都没降。

- 我不敢相信自己吃得这么少，还长胖了。

- 我看起来像个大胖子，这样出门会很尴尬。

- 她可以吃容易变胖的食物，而我不能，这太不公平了。

- 浪费这些食物太可惜了，所以我要吃掉它们。

- 我明天再开始节食。

- 我愿意付出一切换取他那一身肌肉线条。

- 我不想做晚餐，所以我就凑合着吃一袋薯片。

你有没有想过，或者对自己说过以上任何一句话？如果没有的话，你内心如何看待它们？让我们来检验一下其中的一些想法（评价），看看它们是如何对进食行为以及你对身材的态度产生不健康的影响的。这样你便能判断你的自我对话出了什么问题，同时明白这些想法是如何无可辩驳地导致你无法成为一个"正常"饮食者的。

- 如果我们告诉自己，之前吃的那个食物是"不好的"，我们就会认为自己是一个做错事的坏人，可实际上我们在吃下它之前，还是一个"好人"呀。

吃一个食物能对我们的"好坏"造成如此大的影响吗？

- 如果告诉自己，愿意付出任何代价来换取骨感的身材或线条优美的肌肉，我们的注意力便会困在体重或外貌上，并以此来衡量自己的价值，而忽略了我们是怎样的一个人。

- 如果我们吃一种食物，是为了奖励自己"做得好"，那意味着当我们做得不够好的时候，我们就不配去吃。但这是什么意思？食物怎么会有配得上或配不上吃一说？

- 说我们为自己看起来像个大胖子而感到羞耻，并让这件事决定我们能否出门，必然且错误地将超重这件事与羞耻感和社交孤立的必要性联系在了一起。

- 当我们认为是否浪费了食物比我们的实际食欲更重要时，实际上我们是在以一系列非常荒谬的假设来做出进食决策。

如果你发现你的自我对话在过去很长一段时间里是没有益处的,甚至是完全消极的,那么你是正确的。消极的自我对话,必然会让你无法达到饮食、健康或关怀自我的目标,它的危害性主要来自以下6点。

**全或无思维(all or nothing)**

每当你以"我永远不会再"或"我总是"开始一个句子时,你就处于自我对话中的危险区域,因为你陷入了要么是、要么不是的两极化思考中。让你沉沦的不是这些话,而是它们背后的思维模式:成功还是失败,是完美至极还是糟糕透顶,做得对还是错,尽善尽美还是一文不值。

把全或无思维用在饮食或健康方面,就像是把钟摆向左或向右摆动得太远,是一种基于幼稚的、一厢情愿的、简单的思维方式，我们需要批判性思考以应对复杂问题的能力。

所以，把"绝不"和"总是"之类的表述方式从你的字典里删掉，并让它们远离你的进食行为和生活吧。

### 失败导向（failure oriented）

消极的自我对话关注的是你不想做的事情，但由于它一贯的措辞方式，最终往往不太可能阻止你去做那件事。

举个例子，你可能会说："我一定不会去吃冰箱里剩下的千层面"，与此同时，冰箱第二个架子上的千层面的图像就出现在你的脑中，结果，你满脑子想的都是你要去吃千层面。你向大脑输入了错误的信息，所以你当然会选择去吃。

### 比较和竞争（comparative and competitive）

从类似"我想比她更瘦"或"我希望有他那样平坦的腹肌"的自我对话中，你可以听到的是一个人正在和真正的自己渐行渐远，努力变成另一个人的样子，而不是更好的自己。

这些对身材的关注背后，是嫉妒和不安全感。想要比别人更好，说明当下的你觉得自己不够好。我们有很多方式可以展现自己对进步和成功的渴望，比如想成为一个更好的、升级版的你，而不是与他人比较。

**不停对自己说教（moralistic）**

每当你使用"好"和"坏"这两个词时——尤其是在饮食、身材或关怀自我方面——你不仅屈服于原有的全或无思维，还把自己的判断力用在了既没有必要，也没有实际作用的地方。

放弃了士力架的你，并不会成为一个天使，吃下了它，同样也不意味着你成了一个恶魔。你的体重数值既不会给你带来福气，也不会预示着你会下地狱。

不仅如此，就像我治疗过的那些饮食失调者（我自己的大半辈子也是如此），你越是喜欢对自己发号施令，你就越想反抗自己的要求和命令。我想说的是，强迫自己变得更好，反而会使你朝着另一个方向发展。

**否定（negative）**

否定、惩罚、羞辱和残忍的自我对话只会让你失望和沮丧。对自己所做的一切，或做得不对的事情过分批判，必然会破坏原本美好的一天，也会毁了我们原本的好心情。

我们常常抓着生活中的大小事不放，告诉自己暴饮暴食、没去健身房，或者一直吃快餐，就一定会有不好的结果。事实上，我们并不知道会发生什么。我们从科学研究中得到的都是总结性的结论。担心自己的行为会损害健康很正常，但我们都是脆弱的，过多的恐惧会让我们不知所措，陷入消极和自暴自弃的状态里。

### 目光短浅（shortsighted）

以冲动和及时满足为导向的自我对话不仅是无用的，而且是完全危险的。对自己说"我必须吃那块饼干""我不能停止暴饮暴食"，或者"我今天太累了，没法去健身房"，实际上是在告诉自己，你缺乏自由意志，没有能力用心思考，或者根本没办法思考。

告诉自己难以忍受延时满足带来的不适感，更有可能证实这些想法。偏向于一时冲动和强迫性的自我对话永远不会阻止你的饮食问题，反而是造成这些问题的原因。

在之后的章节中，我会进一步说明你的话语对饮食和体形有多么深远的影响，你会发现，改变自我对话的方式，可以为管理食物和身材提供一种更健康的策略。

我们对自己说的话在很大程度上会导致我们成为什么样的人。既然我们不能屏蔽脑中的自我对话，为什么要把自己困在那些会促使我们做出自我毁灭行为的消极想法中，而不去选择能让我们拥有更好未来的想法和话语呢？

在第2章中，你将了解如何健康、积极地展开自我对话。我会展示一些值得参考的自我对话的例子，你可以借鉴这些内容为自己可能面对的各种情形，写下你的自我对话脚本。当你整理好自己的想法和自我对话，你会发现对自身的感觉也变得更好了。

## 案例：吉利安

吉利安28岁，单身，是一位三年级教师。她从小就胖乎乎的，十几二十岁时尝试过节食，现在因自己的体重"苦不堪言"。

吉利安的工作压力很大，她和同事经常用食物（在休息室或出去吃饭）来放松和减压。一整天的教学工作会让她身心俱疲，根本不会再想采购食材自己做晚餐，所以她通常都是外带熟食回家，有时当她到达公寓门口时，她已经在路上把晚餐吃完了。

吉利安的父母和哥哥，都在与食物和体重"战斗"。她坚信，无论她做什么，食物都是她的敌人，她永远不会瘦下来。

不管我如何试图帮助她把目标从减重转向健康，她总是会说"但我就是讨厌自己肥胖的样子"。她会定期找我咨询，而每当我问这是否对她有帮助时，她都会耸耸肩，说："似乎没什么帮助，因为我至今都没掉秤。"

在咨询中，我们经常谈论她悲观的世界观和自我对话。"一切都不会改变，做什么也都没用，又有什么意义呢？何必费心呢？生活不过就是一个接一个的失望。"——这是典型的抑郁思维（depressive thinking）。

她的挫败感一部分源自父母意外死于一场车祸，她和哥哥被送到姨妈那里生活。姨妈是一个有些抑郁的人，日子过得紧紧巴巴。吉利安错过了大学奖学金，对不得不去公立学校上学感到沮丧，她每天都觉得会发生糟糕的事情。在学校的工作中，她认为学生的家长都很难缠，并总觉得校长可能会因为她说出自己的心里话而解雇她。

每当我提出她有可能正遭受抑郁的折磨，或者至少是情绪低落，希望围绕这个问题（而不是食物）聊聊的时候，她都会巧妙地改变话题。她害怕有所期待，害怕遇到更多的失望，她希望自己不用为此努力，改变就可以神奇般地发生。

以下是她在我诊室中的经典台词。


- 我永远无法达成我的减重目标。
- 我全家都很胖，我瘦到正常体重的概率能有多大呢？

- 我没有精力去采购食材。坐在车里吃快餐方便多了。
- 你一定有一些客户是无法获得改变的，我就是其中之一。
- 我没有耐心照你说的这一切执行，我到死都学不会正确的饮食方式。

你能从吉利安说的话中，听出那种被困住的、绝望的感觉吗？像是有股力量将她拉入深渊。这就是吉利安每天对自己说的话，她为此感到困惑，不知道自己为什么如此痛苦却又无法改变。

以下是吉利安改进后的自我对话，我不断鼓励她使用这样的表达方式，她也在我们的咨询过程中小心翼翼地反复练习。

- 我将一点一点变得更健康。
- 我会好好照顾自己的身体，为自己的努力感到骄傲，并从错误中吸取教训。
- 我练习着采购食物和煮饭，我很开心地发现自己拥有改变身心的能力。
- 如果别人能改变自己的习惯，那么我也可以。
- 为了照顾好我的身体，我有耐心去培养对挫折的容忍能力，并学习任何相关的技能。

想象一下，如果吉利安的大脑每天都听到这些自我对话会发生什么？如果你的大脑听到了这些话，又会做何反应呢？关于健康、思想、心态和身体的改变都是可以发生的，与体重无关。这些自我对话展现了吉利安对于阻碍自己前进原因的洞察，以及她会做任何必要的事情来实现目标的信心。

当你开始明白那些自我对话是如何阻碍了你把自己照顾得更好时，你便可以留心倾听自己的心声。记住，你正处于改变生活和饮食方式的起点，只要保持好奇心，乐于观察，并善待自己就足够了。

# 第 2 章

# 麻烦从何而来?

嘿 , 别 跟 我 那 样 讲 话 !

现在，我想邀请你怀着好奇心，和我一起思考一种全新的可能性——抛开关于为什么吃、什么时候吃，以及吃多少等饮食问题，有没有可能，食物并不是你的主要问题？有没有可能，你的生活中有其他隐性的问题，而你只是把食物当作一种解决方案？有没有可能搜刮杯盘，吃掉所有明明没那么好吃的东西，只是其他问题导致的行为呢？

提出这些假设并不是危言耸听，而是为了让你意识到一个好消息——**你本来就拥有巨大的、独一无二的力量来改善你与食物的关系。**

你能够刻意调整你的新陈代谢，提高你的活动水平，但事实是，你依然会无意识地去吃一些东西。

那些食物不会神奇地从你的办公室或家里囤积食物的冰箱中消失。超市不会把它们从货架上清除。成为食物盛宴的节日派对、庆祝活动和家庭聚会也不会突然停止。快餐店同样不打算放弃它们的菜单，转而只供应沙拉和蛋白奶昔。

我明白你在被食物包围时常常感到无能为力，但这很讽刺，因为你明明有控制食欲和滋养身体的终极武器。那并不是什么魔法，不需要高深的智慧，更不需要任何人的许可就可以使用。它不是处方药，也不是一场手术，它是一直存在于你心底的、蕴含巨大能量的**自我对话**。

尽管不是每句话都能大声说出来，但你对自己说的话拥有百分之百的控制权，而仅仅是这项能力本身，就给了你修复饮食和身体关系的力量，同时也有助于你更好地照顾自己。

写下这本书也正是因为我坚信：**我们在饮食和身体方面对自己说的话，很大程度上决定了我们对待食物和对待自己的方式。**我们的思想语言有能力使事情变得精彩绝伦或糟糕至极。那些语言中蕴含着伤害或治愈我们的力量。它是一种独特的能力，可以影响我们对待食物以及生活中方方面面的决策。

# 是否存在关于自我对话的自我对话？

对大多数人而言，是存在的。

试着听听你现在关于正在阅读的文字的那些想法。我打赌一定有某种独白正在你脑中进行。如果你注意用心倾听，你会发现自我对话有两个层级。一个是你对自己说的话：你的话语、态度和想法，我们把它称作原始的（primary）自我对话。另一个是你对它的反应，我们称其为次级的（secondary）自我对话，它通常源自你对自己原始自我对话的判断。

让我们来看两个你此时此刻可能正在经历的原始的和次级的自我对话的例子。

- （原始的）"原来我有能力通过我对自己说的话来改变饮食方式，这太值得开心了。"→（次级的）"何必自欺欺人呢？我向来对一个新的饮食方式感到激动，可结果从来不会改变。"

- （原始的）"我正在伤害自己，但这是我应得的惩罚，因为我的进食行为不好。"→（次级的）"看吧，我的生活一团糟，甚至都没办法做到对自己好一点。"

在第一个例子中，你满怀希望的自我对话被关于"结果从来不会改变"的判断所摧毁，使得最初那些积极的自我对话失去了作用。在第二个例子中，你实施了双重的负面打击：你先是对自己说了些刻薄的话，紧接着又因此说了另一句诋毁自己的话。我希望你能明白，这类毫无意义的空话从任何层面上来讲，都不会对你产生积极作用。

这个双重打击的过程，与原始情绪和次级情绪产生的过程相似，理解这一点很重要，因为这些情绪本身也会对你做出评判，就像是自己给自己贴标签。由于情感往往源于自我对话，我们难免会产生情绪化的判断，所以，对自己说的话保持好奇心，而不去随意批判是非常重要的。

举两个例子。

- 你的母亲突然要你马上回一趟家，你非常愤怒（原始情绪），因为她明明知道你约了朋友们一起去看电影。电话挂断后，你就会感到内疚（次级情绪），因为你拒绝了她的要求，只顾着自己看电影。

- 你终于对新交的女朋友说出了那句"我爱你"，这让你感到无比开心（原始情绪）。紧接着你感到一阵恐慌，担心她会嘲笑你不假思索就说出了那三个字，你觉得自己很愚蠢（次级情绪）。

试着让自己在此刻静止，记录下现在脑海中关于眼前这些文字的想法。这些想法是否能表明你保持着好奇和中立？

你是不是否认对自己说过这样消极的话？因为如果你承认自己说过，你会感到羞耻。这些年来，你一直深陷于消极的自我对话中，那些话令你感到绝望或沮丧，你是不是对此感到愤怒？因为你的自我对话太刻薄、太不友善，而你又无力改变，所以你觉得自己很差劲，就堆积了越来越多消极的自我厌恶的情绪，是不是？

在继续阅读下文之前，向我保证你不会用你在这本书中读到的任何内容来攻击自己。从现在开始践行积极的自我对话吧。如果你在例子中读到了一个你经常使用的自我对话，想要把它换成更温和的表述方式，那只需在心里记下它就够了。不要贬低自己，尽你所能去观察而无须做出反应。不要总是沉溺于你过去或现在做错了什么，这显然是一个会让我们难受的旧习惯，而这本书的目的是创造新习惯，让你只专注于积极地表达和肯定自己。

你不需要等到读完这本书才能进入这种状态，你随时都可以"再次开始"。这四个字很妙，想象一下，当你在做一件事的时候，停一下再继续，那一刻你就创造了一个全新的起点，一个新的开始（就像读完这句话，再看下一句一样）。

不要把注意力放在"再次"这个词上，而要专注于"开始"。重点并不是向后看，回顾那些已经做了的事情，而是继续前进，展望未来。我们拥有无限多的机会能做得更好。

在探索哪些自我对话有助于成为"正常"饮食者之前，你需要先检查一下自己当下关于饮食、身材和关怀自我的自我对话方式。理解为什么特定的自我对话具有破坏性是很关键的。如果只是因为我告诉你那些话会伤害你，你就选择闭口不谈，这是远远不够的。重要的是让自己真正意识到并接受——那些消极的自我对话只会让你离目标越来越远。

阅读下面的例子，试着思考并回答为什么这些自我对话会阻止你成为一个"正常"饮食者，并且引发你在饮食和身体方面巨大的功能失调。

只有当你真正认识到这些自我对话的危险，对它们感到害怕和反感（本该如此），你才能停止以不健康的方式进行自我对话。

我把非"正常"的自我对话分为6个方面：

1　食物和饮食方式
2　体重／身材
3　改变
4　缺陷感
5　情绪
6　运动

自我对话有时候只是脑中的一个想法，而有时候，它是你会大声说出来的话，或者是你会对其他人说出的关于自己的评价。无论是哪种表达方式，都可能会对你产生伤害。

举个例子，你心里想着或直接说出来"天啊！她好瘦！我多希望自己有她的身材和人生"，是否会有帮助呢？事实上，不论是在内心思考还是跟他人表达，这句话都是对自己的评判，意味着你不能接受现状。自我贬低无法让你变得积极向上，只会让你更"低"。

下面是一些被饮食问题困扰的人使用自我对话的例子。如果你在它们之中发现了一些熟悉的想法，无须加以评判，也无须责怪自己脑中会有这么不健康的想法，你只需要意识到这是你曾经会说的话就够了。

## 食物和饮食方式

1　含有大量脂肪和糖的食物是不好的。

2　只有高纤维、低脂肪和低糖的食物才可以吃。

3　我不应该吃高脂肪或高糖的食物。

4　如果我可以只吃高纤维、低脂肪和低糖的食物就好了。

5　我必须把盘子里的食物全都吃完。

6　如果我现在不吃这个东西，我会觉得自己被剥夺了进食的权利。

7　我有权吃这个东西，因为我度过了辛苦/忙碌/压力大的一天。

8　我不饿，但无论如何我还是要吃这个食物，因为一会儿可能就吃不到了。

9　这个食物味道很好，吃得越多越觉得味道好。

10　扔掉食物是浪费和错误的。

11　我不在乎吃这种食物对我不好，也不在乎它会让我吃撑。

12　我吃了也没关系。

13　我最好快点吃，不然就吃不饱了。

14　我吃下了不好的食物，反正都搞砸了，还不如就把整盘都吃光。

15　如果我一整天不吃东西，今晚我就能允许自己吃得多一点。

16　没人能告诉我吃什么或不吃什么。

17　我想要吃，所以我吃了。

18　我无法拒绝我喜欢的食物。

19　我无法拒绝别人给我的食物。

20　我不能想吃什么就吃什么，这不公平。

## 体重/身材

1　没人会想和我这种身材的人约会。

2　如果不掉秤，我就不会快乐。

3　只有减肥才能让我过上我想要的生活。

4　我需要减重。

5　我原本有一个美好的生活，但"超重"毁了一切。

6　我这种身材永远不会健康。

7　我肥胖的身体很难看。

8　我的大腿太松弛了。

9　既然没有一个好的身材，又何必花心思去买漂亮的衣服呢?

10　不管我在生活中有多成功，只要我是胖的，就不会有人重视我。

11　胖子很恶心。

12　我没有自制力，不够自律。

13　我不怪人们用体重评价我这个人。

14　当变瘦的时候，我会更快乐。

15　我不能去看医生，因为他们只想斥责我的体重。

16 做了胃旁路手术①，我就不用再担心吃的问题了。

17 我讨厌我的身体。

18 谁会想和我这样长相的人约会呢？

19 我宁可孤独地待在家里，也不愿意出去让别人来评价我的身材。

20 看到镜子里的自己，会让我痛苦不堪，因为我太胖了。

## 改变

1 改变很难。

2 改变的过程必然是难受的。

3 我无法改变。

4 我试过了，但改变不了。

5 我就是没有改变自己的能力。

6 我想我是没有改变的决心。

---

① 一种改变肠道结构、关闭大部分胃功能的手术。手术将患者的胃分成上下两部分，用于容纳食物的上部只有原来胃容量的 1/10 ~ 1/6，然后在胃上部的切口处开一条"岔路"，接上截取的一段小肠，重新排列小肠的位置，改变食物经过消化道的途径，减缓胃排空速度，缩短小肠，降低吸收率，从而达到减肥的目的。——译者注

7  我多希望改变的过程能轻松一点。

8  如果能简单一点的话，我会做出改变。

9  我会试试看，但很可能不会成功。

10 我试过了，但没什么用。

11 我的饮食总是会变得糟糕，为什么还要试着改变
   它呢？

12 如果我不那么热衷于食物，我就可以有所改
   变了。

13 我的年纪大了，已经改变不了了。

14 我不可能学完关于饮食的所有知识，所以永远无
   法在饮食上做得更好。

15 改变是一个巨大的工程。

16 我改变了，但这远远不够，我还有很长的路
   要走。

17 我放弃去尝试改变了，因为我做什么都没用。

18 我经历过太多次这样的过程——一开始吃得还
   好，没多久就又被打回原形了。

19 无论我做什么，都不会有任何变化。

20 我有段时间保持得不错，但没多久又重新捡起了
   那些坏习惯。

**缺陷感**

1　我不讨人喜欢。

2　我觉得我是受欢迎的，但我不确定。

3　没有人会像我爱他们那样爱我。

4　我内心深处有问题，有缺陷。

5　我有这么多问题，谁会想要接近我呢?

6　我都有这么多问题了，何必还要费心保持健
　　康呢?

7　我受不了被拒绝。

8　我不能忍受受伤的感觉。

9　不管我说什么做什么，人们都不是那么喜欢我。

10　我希望我从来没有出生在这个世界上。

11　我死了也不会有人在意。

12　我不在乎发生在我身上的事情。

13　我试着结交朋友，但总是会受伤。

14　我试着融入一些团体，但我从来不认为自己是其
　　中的一员。

15　如果我去做心理咨询，那意味着我一定有很多
　　毛病。

16 我是个独来独往的人，不喜欢也不信任其他人。

17 人们了解我以后，就不会喜欢我了。

18 如果我讨人喜欢，我就能有更多的朋友。

19 发生在我身上的事情，从来都不会有好的结果。

20 我现在不够好/聪明/好看/有才华，未来也永远
不会。

## 情绪

1 我讨厌感到不舒服。

2 我感到不堪重负。

3 我不能忍受困惑或未知。

4 我永远无法停止沮丧。

5 当我不开心的时候，只有食物能让我感觉好些。

6 我必须得吃点东西才能缓解焦虑。

7 食物是唯一可以真正安慰我的东西。

8 当我吃东西的时候，不好的情绪就消失了。

9 我永远都不想感到难过。

10 我已经受够了，不想再受伤害了。

11 每当我感觉很好的时候，就会发生不好的事情，

彻底毁掉我的好心情。

12　人们总是会让我失望。

13　我不善于处理情绪，我也不喜欢思考或谈论它们。

14　那些情绪让我痛苦，我宁愿用食物麻痹自己。

15　让别人接近我，就是故意要让自己受伤。

16　如果我不通过食物来让自己感觉好些，我会彻底崩溃。

17　我不需要抗抑郁药物，因为我又没疯。

18　我不需要做心理咨询，也不需要陌生人给我建议，因为这根本没什么用。

19　我是一个内向的人，不会向外人吐露我的情感。

20　我需要的是坚强，而不是情绪化和软弱。


**运动**


1　我的身材太差了，永远都无法变得苗条。

2　我不能忍受自己穿运动装的样子。

3　人们会在健身房、游泳池、跑道、步道上嘲笑我和我的身材。

4　我讨厌运动，所以我一定是个懒惰的人。

5　当人们盯着我看时，我知道他们在评判我肥胖的身材。

6　人们会好奇，这样一个肥胖的、不健康的人如何锻炼。

7　人们认为我想要健身塑形是愚蠢的。

8　我假装知道在健身房里该怎么做，而这看起来很蠢。

9　运动太难了。

10　我没有时间去运动。

11　我没有钱参加任何一种健身课程。

12　我知道自己应该运动，但我不喜欢，也没有精力去运动。

13　我以前经常运动，但并没有让我变瘦。

14　如果我吃少一点，就不需要运动了。

15　我总是积极一段时间，然后不了了之，我一向如此。

16　我总是太累或太沮丧，这让我难以开始运动。

17　健身房离我太远了，可又没有更近的地方让我运动。

18　我讨厌一个人运动，可没有人和我一起去。

**19** 运动后我往往感到饥饿、想吃东西，所以我不去运动。

**20** 我明天再去运动。

我想告诉你的是，以上所有的句子都是毁灭性的，都会打击我们的积极性，让我们难以取得成功。如果你在刚才的阅读过程中并没有意识到这一点，可以重新读一遍，试着认清它们的破坏力（然后想象它们一次次在你脑中重复而造成的伤害）。

记住，你读这本书是为了改变你的自我对话，从而成为一个"正常"饮食者。认识到为什么某些话是不健康和有害的，与识别那些健康、有益的话同样重要。

现在你有了一份消极的表述清单（当然并不是详尽无遗的），它们正是"非正常"饮食者进食和生活的指南，而这些自我对话最终导致了他们永远不会变得健康、拥有一个好身材，也不会使他们对自己产生足够的关爱，或者与食物建立一个舒适的关系。

我知道，有些陈述也许是事实。比如当你的体重基数比健身房里的许多人都要高时，去健身房可能的确需要勇气。在恢复"正常"饮食的过程中，当故态复萌，确实也需要更多耐心让自己坚持下去。难过和委屈时，当然会感到不开心。此外，结交朋友或加入一些团体的确也可能让我们担心自己受到伤害。

让我们花点时间谈谈生活中的痛苦吧。

精神和身体上的痛苦是每个人生活的一部分。这些痛苦就是会发生，我们无法彻底避免它们。即便可以试图躲开和减少痛苦，但该来的总会来，因为这就是人生。

"人生中有很多痛苦，也许唯一可以避免的痛苦，就是试图避免痛苦所带来的痛苦。"这是我办公室里唯一一句无关幽默的标语，来自精神病学家R. D. 莱恩，它很好地概括了我想说的话。它告诉我们要**选择痛苦，而不是试图避免痛苦**。因此，如果你说自己讨厌各种情绪带来的痛苦，那么现在是时候鼓起勇气，允许自己有点痛苦，以免为了避免痛苦而感到痛苦。

有时，在改变的过程中你会感到痛苦，但没必要每时每刻都提醒自己这一点。这不是你真正应该关注的事情。让人不愉快的事情会发生，但让人愉悦的事情同样也会发生，重点在于你使用哪种自我对话的方式。平心而论，当你在飞机座位上系好安全带后，你希望机长此时心里想的是"哎呀，这架飞机今天也许会坠毁"，还是希望他想的是"这将是一次完美、安全的飞行"？如果你被困在一所着火的房子里，你会希望消防员想着多少人会在火灾中丧生的统计数据，还是坚定地认为你一定会是被成功获救的幸运儿？

**想一想**

- 是否有一些你对自己说的话，并没有出现在前面的清单里？是怎样的表达呢？试着把它们写下来。
- 你愿意试着练习聆听你的自我对话吗？
- 那些消极的自我对话里，你最常说的是哪三句？

# 什么是"决不可"心理，我是如何知道它的？

我记得每当我去看望奶奶的时候，她总会告诉我"决不可②"做什么。这是一个古老的词，今天已经很少有人会这么讲了，但她一直这么用。她是一个善良而又非常挑剔的上流曼哈顿人，当我在她身边时，必须非常注意自己的言行。我太清楚什么行为是应该避免的，因为她总是喋喋不休地说着人们"决不可"做什么，比如决不可以某种方式穿着，决不可在公共场合做这样那样的事，尤其是不够淑女的事。每当我听到人们对自己指手画脚或评头论足时，我会认为他们有一种"决不可"心理。饮食失调者都有这种心理，曾经的我就是这样，我打赌现在你也是一样。

我在第1章提到过，我们从父母、亲戚和其他成年人之间的交谈中，学会了如何同自己对话。记住，情绪健康

---

② 原文为 dasn't，是"dare not"的方言，在句中可理解为"可不敢这样做"。——译者注

的人从来不会欺凌他人，包括他们自己。

如果我们的父母经常问我们类似"你的作业做完了吗"或者"你打算什么时候打扫房间"之类的问题，我们可能倾向于在类似的事情上，给自己一个温和、中立的提醒。而如果他们倾向于发出命令，比如"如果你真的知道什么是为了你好，那么现在就应该立刻把作业做完"，或者"你必须现在把盘子里的东西吃完，否则今晚就别想看电视了"，我们可能会不自觉地学会他们的语气，还会觉得如果我们不按他们说的做，就是不对的。结果是，我们很可能同样会用**欺凌**的方式与自己对话。

母亲因为睡过头而错过了一次重要的工作会议，如果她生气地骂自己"蠢女人"，那么当我们犯错时，可能也会这样责骂自己。如果父亲经常对自己感到失望，说"我应该洗一下车，但我太懒了"，我们也可能会把自己的半途而废归咎于懒惰。

父母彼此之间的交谈方式也会影响我们如今自我对话的方式。

他们可能会恶言相向，甚至互相辱骂。他们可能会用诸如"应该""不应该""需要""必须"之类的词对彼此发号施令，如果命令没被听从，便会很生气。他们也可能会朝你或朝对方尖叫着说出那些话。

饮食失调者的绝大多数自我对话都是非常专横的："做这个""不要做那个""你不能""你不应该""如果你这么做就会很糟糕，如果你那么做就会非常好，你要听话"……听起来就像在和一个不知道如何照顾自己的孩子说话，即便是最简单的任务也需要不断地监督和指导。**但你不是个孩子，你是一个成年人，成年人会从劝说、指引和启迪中得到经验，会在行动之前考虑周全，而不是靠自我命令来完成一件事。**

你小时候喜欢被人管束吗？我至今没见过有人（包括我自己）对这个问题做出肯定的回答。既然如此，如今的你为什么要这样对自己呢？

我曾对自己使用那些专横的语言，因为这就是我从小听到的父母和其他成年人激励自己做得更好的方式。所以，我自然而然地假设并希望它能够同样激励我自己。

我的父母当然不是欺凌他人的恶霸，但他们的确要求很高，对自己和他人都非常挑剔。他们从小就被教育要听话，所以他们期待我也是这样。我的确做到了，但这导致我成长为一个对自己有很高期望的成年人，并通过对自己严苛的要求来达到这些期望。

# 有没有不应该用在自我对话中的字眼？

的确有——你猜怎么着——其中一个就是"不应该"。

这就是所谓的外在动力（external motivator）。你会在第3章看到更多关于动力的内容。

如果你来找我做心理咨询，你会发现我总是提到我们在诊室中使用的语言，我会经常引导你从表达习惯中消除"应该"一词，以及它那些专横的"表兄弟们"——"必须""理应""不得不""本该""需要"和"不应该"。

原因在于，经常命令自己（而不是温和地请求或鼓励）应该或不应该做什么，实际上也是在暗示自己有缺陷，需要尽快修复，同时也进一步**强化**了你可能已经有的那些错误信念。最终，你只会放弃尝试，心想着"我做不到那些应该做到的事情，所以我很糟糕。"

我想再强调一遍，像"应该""理应""必须""不得不""本该"和"需要"这样的词，对你的自尊和自我印象会造成很大的伤害。

我的客户经常说他们"需要改变/减肥/变得积极"，而我会告诉他们，不是这样的。我们在生命中只有一件事是真正"需要"做的——也就是我们所有人最终必须做的事。

你知道是什么吗？

有人马上就得到了正确答案，也有人被这个问题弄得晕头转向。我们所有人唯一需要做的事就是走向生命的终结！你在这件事上没有发言权，也没有任何选择。不管我们愿不愿意，我们都会死去，这是所有人的必修课。而除此之外，生命中所有的事情，都是**可以选择的**（当然每个选择都有它的代价）。

减肥、合理进食、成绩优异或做个更有爱的父亲/母亲从来都不是强制性的。我知道这些事情让你感到有压力，觉得你必须要做到，但把它们说成"必须"，只会增加压力，让你提高戒备。而这对于解决问题、完成目标或帮助你改变现状毫无帮助。

所以，如果我们把生命中唯一一件必须要做的事情称作"死亡"，那么那些我们希望发生的事情，我们该称作什么呢？它们是——**愿望、欲望、需求、偏爱，以及我们希望看到的任何事情**。

我们想散步，因为散步后感觉更好；我们希望对孩子更友善，因为我们能从他们的小脸上看到我们的严厉话语会造成多大的伤害；我们想要吃得更健康、更有营养，因为当我们这样做时，我们的身体感觉更好，而当我们不这样做时，我们的身体会感觉更糟。

把"应该""不得不"之类的提法逐出脑外，最重要的原因是，我们把这些词与童年以及是否听话联系在一起了。如果你按照大人的要求去做，就是好的、听话的，如果你不这么做，就是不好的、不听话的。

这些敏感的用词都是建立在**羞耻感**之上的，它们就是想诱发作为孩子的我们的羞耻感，从而让我们做大人希望我们做的事。对我们来说，自己是不是一个好孩子是很重要的事，因为只有听话的孩子才能得到父母或其他成年人的好感。这种与孩子交往的方式屡见不鲜，毕竟对于大人来说它简单、粗暴，而且立刻就能见效。然而，这样的方式无法帮助孩子弄清楚他们想要思考和感受的东西、想要做什么事情，同时也阻碍了他们思考为什么会有那些感受或行为。

我们也许会乐意按照他人的要求去做那些"应该"做的事，即便这意味着自我否定、自我牺牲，或者感到不适。因为这样会让我们觉得，自己比那些不这么做的人更加优越。

当我们去做他人说的"不应该"做的事情时，我们可能会从反抗和叛逆中获得极大的乐趣和刺激。叛逆可能会在短期内让我们觉得很不错，但一段时间后，当我们不服从命令时，依然会感到羞耻。此外，当我们没有遵从别人口中的"应该"或"不应该"时，会觉得自己辜负了他们，紧接着我们就会感到内疚。这种对/错思维可能会伴随我们一生。

"应该"和"不应该"以及它们的"表兄弟们"都是基于羞耻感的词，这些提法不属于"正常"饮食者，在学习照顾好自己身体方面同样没有一席之地。它们不是对你尊敬和钦佩的词。对于你为什么没能去做那些你想做的事情，它们也不会表现出一丝同情、善意或好奇。事实上，使用这些词语恰恰是你刚开始出现关怀自我问题的原因之一。

推翻你内心"独裁者"的一种方法，是记录你每天说或想"应该"之类命令的次数。你可以随身携带纸、笔记录，也可以用手机记。或者在你的手腕上戴一个橡皮筋手环，每当你命令自己"必须"或"不能"这样或那样做的时候，就弹自己一下。当你说"应该"这个词时，留心自己的感受——通常就像一个需要被责备才能做得更好的"坏孩子"。

你并不是"坏孩子"，不需要被斥责，你原本就可以成为一个更好的人。美国心理学家、理性情绪行为疗法（rational emotive behavior therapy，REBT）之父艾伯特·埃利斯（Albert Ellis）有一句关于"应该"的名言："你最好尽全力停止命令自己应该这样或那样。[③]"——这是一个很好的建议。

试着用"我想要/我希望/我喜欢/我渴望/我愿意"代替自我命令。这样的表述方式是发自内心的，并且它们属于内在动力（internal motivator）。当你以这种方式表达时，花点时间与你正想做的事情产生一种深层联系，去思考为什么想这样做。把你的手放在心上，大声说出你的愿望：我想去散个步，我喜欢吃苹果而不是柠檬片（又或者反过来），我希望自己能够健健康康的，我愿意去找一些更适合我的衣服，我渴望不再被体重支配……这种从内心到语言再到行动的联系是至关重要的，因为从此刻开始，

---

③ Albert Ellis and Robert Harper, *A Guide to Rational Living* (New York : Institute for Rational Living, 1961), 91.

你开始关注**内心的需求**了。

事实就是，人类通常只会做想做的事。而当我们不想做一件事的时候，才会命令自己迎头而上。我经常跟客户开玩笑说："如果你中了200万美元的彩票，你真的会先说'我现在应该去彩票中心领取我的奖金'吗？"当然不会。你会即刻夺门而出，因为你想要那笔钱。

把外在动力替换为内在动力，对自我对话和成为一个"正常"饮食者来说，是很重要的一件事。

我们永远都可以选择自我对话或自我评价的内容。我们的表述是否合乎现状并不重要，因为直到一件事发生或结束之前，我们都不知道它的结果会是什么样。如果你做一件事需要借助贬低、挑剔、羞辱的自我对话，意味着你并没有足够的动力去做它。

我们的目的是通过改变自我对话的方式，增强内在动力。你会有想去吃冰激凌的原因，也会有不想去吃的理由。去健身房还是待在家里，对待孩子保持镇定还是发号施令，也同样如此。

在第3章中，你将会了解积极、健康、有益的自我对话。现在只需要聆听你是如何谈论自己的，并且注意使用外在动力的频率，然后练习使用内在动力。你不会马上做到完美，甚至有时你都不会意识到自己正在使用缺乏激励性的词语。然而，随着用心观察，你最终会发现它们慢慢变成了需求、愿望、偏好和渴求之类的提法，而这将帮助你实现饮食和关怀自我的目标。

## 案例：苏·贝丝

37 岁的苏·贝丝是有 4 个女孩的全职妈妈。她的丈夫乔经常出差，所以贝丝不得不既当慈母又当严父。她的女儿们每天都有家务清单和严格的宵禁。她承认当乔在家时，她反而很难受，因为乔会嘲笑她不敢打破任何规则，而他对规则漫不经心的态度会给女儿们树立一个糟糕的榜样，这让贝丝很生气。

如果世界上真的有"规则机器"，那一定就是苏·贝丝本人了。她每天满嘴都是是非对错，不管她对一件事是否有所了解。

她总是努力想搞清楚什么是好的、什么是坏的，也意识到自己是从母亲那里获得了这种思维习惯，母亲在家里常常念叨关于应该如何思考和生活的金句。她的父母都信教，所以当他们想表达自己的看法时，会经常引用经文中的句子。贝丝的目标一直都是以正确的方式生活，避免误入歧途。

她带着一丝南方口音解释说，当乔不在的时候，她会无意识地吃东西，偷偷吃掉所有她不应该吃的食物；而当乔回到家里，一切就变好了。她坚持说："我知我应该做什么，所以我无

064

法理解为什么我做不到。我很聪明，在我的生活中，没有什么比成为一个'正常'饮食者更重要的事情了。我需要做些什么，才能让我面对食物时更有自控力？能不能告诉我，我应该做什么，我一定言听计从。"——有画面感了吗？

以下是贝丝平时在饮食方面的自我对话：

- 我本来应该吃沙拉，但我真的吃腻了。不如就弄点煎饼吃吧。
- 乔不在的时候，我不能再偷偷吃垃圾食品了，但它们太好吃了。
- 我应该戒掉饭后甜点，因为它只会让我想暴食。
- 对女儿们来说，我是一个糟糕的榜样，所以我必须要控制好自己的饮食。
- 我应该把家里所有的垃圾食品都扔掉，这样我就会好起来。

贝丝对每件事都要指指点点，尤其是关于什么可以吃、什么不可以吃的问题。她的脑中一定有一个长长的待办清单，接受着她善恶分明的批示。

为了改变这样的情况，苏·贝丝和我一起想出了一些更好的自我对话。它们会让贝丝的大脑远离各种规则，转而聆听内心的食欲，从而在饮食方面形成更加健康的思维模式。

- 我会吃我想吃的，不管是沙拉还是煎饼，我都会用心去品尝。
- 无论谁在我身边，我想吃什么就吃什么，想什么时候吃就什么时候吃，我不会因此感到羞愧和内疚。
- 如果我想吃饭后甜点，我会用心地吃，没有负罪感、叛逆感、权利感（这是我应得的）或羞愧感，当我吃饱或满足时就停下来。
- 我很喜欢探究我为什么做出那些饮食的选择，我会把我学到的一切教给女儿们，帮助她们成为"正常"饮食者。
- 食物没有好坏之分，只有是否富含营养的区别，我是否是一个好人并不取决于我吃了什么。

对苏·贝丝来说，这就像做了一次"'应该'切除术"，用内在动力或中性词取代了她过往在饮食方面习惯使用的外在动力。这是一次相当大的调整，但她逐渐学会了这样做。她告诉我，自己也不再对家人使用"应该"和"不应该"了，她惊讶地发现，他们反而更经常地做出"正确"的选择，因为这本来就是感觉对的事情。

# 第 3 章

# 如何进行有效的自我对话?

它 们 原 来 一 直 就 在 我 嘴 边

过去你一直试图通过进食获得快乐、找到安慰或放松、感觉不那么沮丧或孤独，或克服生活中的困难。然而，饮食失调除了损害你的健康，还对心理产生了负面影响，它很容易使你以惩罚的、说教的和目光短浅的方式对待自己，让你感觉更糟。

但愿现在你已经能认识到过去在自我对话中犯的错误，并迫切地想要学会如何纠正它们。在本章中，我将给出能够改变饮食方式的用语，以及它们背后的用意。

每一口，你都在寻找希望、帮助、解脱，一个避难所，或一缕能够照亮你生活的阳光。你不是一开始就有饮食失调，也不是一开始就没好好照顾自己。真相是：**你从来没有想过用食物来伤害自己**。认识到这一点，并把它烙印在灵魂最深处是至关重要的。试着以缓慢的语速大声重复这句话，在每次重复之间做一些深呼吸，让这句话完全被你接纳：**我从来没有想过用食物来伤害自己。**

如果承认这一点让你感动，哭出来也没事的，就像我们被给予同情时一样。如果你感到沮丧、悲伤，甚至绝望，没关系，这些情绪都会过去。在痛苦的情绪中会生长出智慧和有效的自我对话。

如果有一扇门因为饮食失调而关闭，试着想象另一扇门因为智慧和言语而敞开，你可以在余生中使用它们来应对你遇到的任何事情。

起初，富有同情心、接纳力、认可度和充满爱的自我对话也许看起来并不能迅速带来你所需要的东西。又或者你认为自己可能对别人产生这些情感，但你做不到或不值得对自己这样做。相信我，只要对这些积极的情感敞开心扉，让它们做好自己的工作，你完全可以，也一定能够让这些感觉成为你的一部分。

正如你在第1章中所了解到的，饮食失调者对自己的要求非常苛刻。天哪，我太清楚当我提出几乎不可能达成的节食要求、要自己吃得更健康时，又或者在吃多之后伤害自己的样子。听起来似曾相识吗？那么我敢肯定，有效的自我对话和你多年来对自己说的话是完全相反的内容。

我们也许可以假定你一直有自我对话的问题，甚至可能比饮食本身的问题更严重。在食物（以及减肥、关怀自我）方面做出糟糕的选择，并不是因为你缺乏实现目标的动力和激情，而在于**你不知道该对自己说什么来实现这些目标**。可悲的是，受家庭和文化的影响，你走上了一条常见且错误的道路，让你成为现在的样子。

我希望现在你能够清楚地意识到，过往一直使用的消极的自我对话不仅没有帮助你实现目标，而且还成了你的阻碍。你日常使用的那些批判性的自我对话反映了不健康、不理性的思维方式，让你对自己感觉更糟（更有可能从食物中寻求安慰），并产生自毁式的行为——这正是你不想要的。

# 如何进行积极、有效的自我对话？

　　自我对话可以是任何已知的言辞或短语，但积极的自我对话具备6个特定的要素。最有效的自我对话则同时具备所有要素，但请不要纠结于如何让自我对话变得完美。饮食失调者通常都有完美主义倾向，所以不需要额外的动力就足以让自我对话得到优化。完美是你最后要去追求的东西，保持状态的连贯，才是我们的目标。

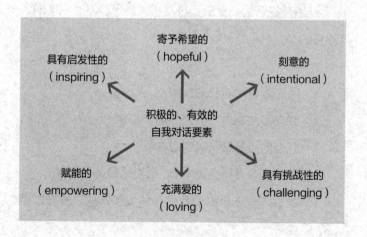

## 赋能的（empowering）

赋能的自我对话会引导你着手去做那些积极的事情，比如锻炼身体，在购物车里装满你喜欢的健康食材，在你情绪低落的时候打电话给朋友，在你吃饱或感到满足的时候停止进食。

它以你的长期利益为核心，与你的目标紧密相连，并会帮助你达成目标。它乐观进取，为你加油，让你感到强大和自豪（第8章会有更多关于自豪这一必备情感的内容）。它将你从过去中解脱出来，把你带向一个更美好的未来，是你奋勇向前航行时后背的强风。

以下是在食物、健康、身材和关怀自我方面赋能的自我对话。

- 我有能力滋养我的身体。
- 我选择现在去散步，让身体活动一下。
- 我会向自己展示我到底有多强大。
- 我对实现目标充满激情，因为这就是我想要的。
- 我会永远选择给予我的身体爱和同情，并好好照顾它。

## 寄予希望的（hopeful）

寄予希望的自我对话会让你忽略一切怀疑，变得乐观向上。它基于明天，关注未来可以实现什么，而不是昨天已经发生的事情。当然，没人能预测未来，它的目标只是选择关注那些取得成功的事情。

它把你从绝望中解救出来，在你眼前打开一扇门，展现一个充满选择和肯定的新世界，用希望填满你的视野。它让你对自己充满信心，即使没有证据证明这种信念是合理的——比如，即便你昨天和前天都没能用心吃饭，但它依然鼓励你今天能做到。

寄予希望的自我对话让你充满喜悦，因为事情一定会改善，而且已经在向更好的方向改变，每一刻都有新的可能性。

以下是在食物、健康、身材和关怀自我方面寄予希望的自我对话。

- 通过练习健康的态度和行为，我正在为自己创造一个更美好的未来。
- 我在饮食和健身目标方面的想法是合理且可行

的，这使得它们更有可能实现。

- 照顾好自己的身体会让我获得极大的快乐和幸福。
- 明年这个时候，我会为自己在饮食和运动方面的进步感到自豪。
- 我会成功成为一个"正常"饮食者，因为我决定走上更明智的道路。

## 充满爱的（loving）

充满爱的自我对话通过它的理念和表述强调了这样一个信息：你是讨人喜欢的、珍贵的、特别的、独一无二的，你值得努力引导自己朝着积极的方向前进。我要说的是，它并不是通常漂浮在你脑海中的那些普通的想法。这种自我对话需要精心设计，才能体现无条件的爱、同情、善良和尊重，从而传达这样的信息：无论你做了什么或在生活中发生了什么，你和其他人都一样，都值得拥有生命中美好的一切。充满爱的自我对话，会让你感觉走出了黑暗，进入了一片光芒中。

以下是食物、健康、身材和关怀自我方面充满爱的自我对话。

- 我值得"正常"饮食，值得拥有健康的身体。
- 我会尽我所能拥抱自己的不完美。
- 自爱意味着要从长远考虑什么对身体最有利。
- 我选择爱自己，而不是满足自己一时的欲望和冲动。
- 自爱的感觉如此美妙，让我兴奋不已。

## 具有挑战性的（challenging）

具有挑战性的自我对话会轻轻地牵着你的手，和你一起一步步朝着目标前进。它会鼓励你去往新的、不同的地方，带领你跨过曾经的经历，步入你曾梦想的未来。

消极的自我对话让你感到焦虑，而具有挑战性的自我对话的目的是让你兴奋。它不会让你停滞不前，感觉被困住或故态复萌，它会温柔地推你一把，让你踏上下一个台阶，或者深吸一口气，助你越过终点线。它不会不自量力，它知道你需要什么程度的鞭策，为你设定恰到好处的难度和阻碍：不会大到让你失败，也不会小到让你难以获得成就感。

以下是食物、健康、身材和关怀自我方面具有挑战性的自我对话。

- 我可以勇敢地迈出一小步来成长、治愈和改变。
- 我会每天督促自己做一点身体需要的事情，但无须做得太多。
- 我会一天一天照顾好自己的身心。
- 每周运动三次对我来说恰到好处。
- 我很开心自己可以吃得营养，还能保持健康——发自内心的开心。

## 具有启发性的（inspiring）

具有启发性的自我对话让你主动想要去按它所说的做。你有没有在书中看到过一个人物，他或她说了一些话，让你也想成为那样的人？或者你曾经希望自己能够变成你所崇拜的人？

这份激励来源于真实或虚构的人物所说的话或所采取的行动。它让我们想站起来大喊"我能做到"。它让我们心跳加速，给我们能量，鞭策我们走出舒适区，并给我们树立更高的标准。它提供了咨询师所说的心理上的转变（psychological shift），帮助我们从不同的角度看待事物，以便用更好的方式应对。它让我们想在情感和身体方面变得更健康，让我们知道在这段旅途中有一个伙伴——最好的自己。

以下是食物、健康、身材和关怀自我方面具有启发性的自我对话。

- 如果其他人可以变得更加健康，我也一定可以。
- 我在关怀自我方面所做的一切都会激励我做得更多。
- 定期运动正在变得越来越容易。
- 没想到我的厨艺这么好！
- 即便是对身体最细微的关爱，也让我想把这份美妙的感觉分享给全世界，我值得被这样对待。

**刻意的**（intentional）

刻意的自我对话具有特定的目的。它有意识地创建了一个目标——满足此刻你的情感需求，并推动你在关怀自我的道路上前进。你希望它具备以上所有的要素——具有挑战性的、充满爱的、寄予希望的、具有启发性的和赋能的——但是，最重要的是，你希望它能直达你的大脑和内心，为你指出积极思考和行动的方向。这意味着你需要尝试不同类型的自我对话，以获得恰到好处的效果。

暴食之后，你可能希望告诉自己，"没关系，我吃太多了，明天又是新的一天。"这种自我对话是很好的，但它有点无趣。如果你需要一些更有同情心的东西来安慰无脑进食后的自己，你可以说："我不是故意要伤害自己的，我在饮食方面正一点点变好，并且取得了真正的进步。"

刻意的自我对话是有意识的，它不是当你累得无暇顾及时从你的大脑中冒出来的胡言乱语。它是乐观的、直截了当的、目标导向的，并且它假定永远都有美妙的事情正在前方等着你。最重要的是，它是不容拒绝的。

以下是食物、健康、身材和关怀自我方面刻意的自我对话。

- 今晚在看电视的时候，我会把注意力集中在电视节目上，不做其他的事情。

- 我现在就要出门去逛几圈。

- 我有足够的精力去超市采购，然后做一顿丰盛的晚餐。

- 我将尝试三种不同的方法来缓解紧张的情绪，让我能够放松下来。

- 我要吃一块比萨，就这样。

## 想一想

- 你的自我对话是乐观向上、充满希望的吗？
- 你的自我对话是有意图的吗？
- 你的自我对话是否让你觉得有开始行动的动力？

# 有效的自我对话还有哪些组成部分？

我们可以从书本和其他人那里学到世界上最明智的方法。然而，最有帮助的智慧，源自我们亲身尝试一种方法是否行之有效。我的饮食失调的客户特别想知道已经康复的人是如何做到的。可当那些已经恢复正常的人分享他们的所得时，他们（包括我）只能基于自身的经历传授知识。

智慧只有在被灵活运用的时候才会变得真实有效，这意味着要把那些想法加以实践，看看它们对我们是否有作用。

需要注意的是，你不能只在舒适区做那些尝试，就像学车一样，你得带着理论知识把车开上路，一段时间后才能认真决定那些智慧是否有助于你做出积极的改变。

除此之外，每个人都需要一些特质来保持情绪健康，我们可以将这些特质尽可能多地纳入自我对话中，从而让我们变得更加机敏，同时获得从饮食失调中康复的动力。注意，以下这些特质，是每个人为了情绪健康都需要的，而不仅仅是饮食失调者。

## 自我慈悲（self-compassion）

当有人试图引导饮食失调者对自己慈悲时，他们中的大多数人都会经历一场激烈的内心斗争。慈悲对他们来说是一种陌生的情感。大多数人对外人过于善良和包容，几乎会做任何事情来确保他人不会感到不适，却对自己非常苛刻，经常说一些自我贬低的话。

以下是一些客户在我办公室里说出的缺乏慈悲的词：愚蠢、笨蛋、绝望、胆小、幼稚鬼、软弱和懒惰。"懒惰"是我最常听到的一个词，紧随其后的是，"我一定有很严重的问题"。我无法想象当他们独自一人时会如何评价自己。你也许觉得在其他人面前辱骂自己会感到尴尬，但他们并不会，他们将这些诋毁之词脱口而出，因为他们（错误地）相信那些话是真的。

事实上，这些客户打心底里对自己感到羞耻，这种羞耻感会通过各种毫无营养的自我评价表现出来。他们坚信这就是自己看到的真相，并觉得有必要在其他人这么评价自己之前先把它说出口。

如果劝他们"为自己说点好话吧",则会换来不屑的一句,"为什么?"他们妖魔化自己的饮食、体重或不健康的状态,认为自己就应该被他人(也包括自己)的语言诋毁,不曾相信自己配得上任何东西。

克里斯汀·内夫(Kristin Neff)在她的开创性著作《自我关怀的力量》中说,"慈悲是对痛苦的识别和洞见,以及对遭受苦难之人产生的仁慈之情,由此产生的帮助减轻痛苦的渴望。慈悲还包括接受人类总是有缺陷和脆弱的,每个人都是如此[1]"。

想要做到自我慈悲,根据内夫的说法,我们需要首先承认自己受到了伤害,这意味着当我们处于困境之中时,不再随口说一句"我没事"。只有这样,我们才能向自己伸出援手,终结那些痛苦。我们需要为自己大大小小的痛苦而动容,在任何情况下都想爱自己——坚定不移地爱自己。

听起来没那么难吧?那为什么这对于饮食失调者来

---

[1] Kristin Neff, *Self-Compassion: The Proven Power of Being Kind to Yourself* (New York: HarperCollins Publishers, 2011), 10.

说，就不是自然的状态呢？如果你能善待他人，那么反过来善待自己又有什么大不了的呢？为什么会这样呢？

以下是一些可能性。

## 你担心这是在逃避责任

你也许会觉得慈悲意味着放任自己，并对困扰你的事情满不在乎，这是一个误解。慈悲并非要认为自己是完美无缺的。它不是要宽恕你的错误。你可以对自己的所作所为保持百分之百的责任感，但同时仍对自己感觉良好，而不会因为自己的过错厌恶自己。

举个例子：你明知道自己并不想一口气吃掉一袋饼干，但就是控制不住自己。如果你能停住，你一定会停下来的。这并不是你做得很糟糕，而是你发现自己不擅长认真品尝，也不擅长对食物说不，但你会努力做得更好。

善待自己，是因为你正在受伤，比如，因暴饮暴食而感到难过。你可以停止自责，制订一个包含减压在内的计划，学会以一个更自在的方式面对那些具有挑战性的食物，改善你的自我对话，试着让自己用心吃饭。

**你坚信如果做得不好，你就是糟糕的**

另一个误解是，当你发现一个"糟糕"的行为之后，就必须厌恶自己。这完全是大错特错！你可以讨厌一种行为，但即便作为当事人，你依然可以继续爱着自己。

其实，当我们对自己喝倒彩时，反而更加需要慈悲。例如，你可以对在下班回家的路上去了一家快餐店感到不开心，但无须对自己产生厌恶之情。你可以对自己的所作所为感到失望，但无须对你的人格感到恼怒，因为即便你不断重复着某一放纵的行为，那也不能代表你的全部。虽然你开进了麦当劳汽车快餐店的点餐车道，但你也很有风度地替同事值班到最后一分钟，这周每天晚上也都耐心地辅导孩子做作业，还抽时间给独居的母亲打个电话问候一下。重点在于，把我们所做的行为与我们的身份、人格**分开看待**。

事实上，如果没有自我慈悲，你是无法成为一个"正常"饮食者的。其实，当下的饮食失调可能只是为了教会你这个非常重要的生活技能，而经过定期的学习和实践，你的饮食将逐渐变得更容易管理。

我的客户经常会经历这种情况：尽管饮食状况一如既往地让他们失望，但当他们开始善待自己时，内心的一些变化会让他们想要更好地关爱自己——这是他们康复的转折点。

### 你坚信梅花香自苦寒来

与你想的可能相反，研究告诉我们，慈悲相比于批评性的自我对话，更能够提升和维持动力。这完全说得通——当我们觉得自己很糟糕时，会想要退缩，放弃朝着目标努力，以免在将来让自己失望。而当我们自我感觉良好时，才会有动力继续全力以赴，因为我们想继续享受那份成就感。

### 你不想要成为一个受害者

自我慈悲并不是要像一个受害者一样，到处诉苦，或者心里想着"我真的好可怜"。慈悲是一种同情，而不是怜悯。它觉察到每个人都以这样或那样的形式遭受痛苦；没有人是完美的，也永远不会是完美的；我们并不都是在平等的竞争环境中出生或长大的。

无论你在家庭或社会环境中学到了什么，安慰，才是对人们的痛苦最恰当的回应，而不是批评或羞辱。慈悲的自我对话，重点在于让自己记住，不存在"我很好"或

"我很糟糕"，你可以感到糟糕，但这不代表你是一个糟糕的人。

练习下列几个关于"好"或"糟糕"的自我对话，可以帮助你厘清思路，接受人性的不完美。

- 任何一个行为都不能定义我是谁，我就是我，而不只是我的行为。
- 没有好人或坏人，只有脆弱和容易受伤害的人。
- 无论我认为自己做错了什么，我总是可以做出一个正确的决定——善待自己。
- 无论我"惹了什么麻烦"都没关系，因为生活原本就是"麻烦"的。
- 我不会总是做出对自己最有利的选择，但无论我选择的方式有什么错误，我永远都可以选择善待自己。

具体来说，关于食物、体重和健康，你可以通过以下这些句子，给自己带来慰藉。

- 无论我吃了什么，都理应善待自己。

- 即使我没能坚持运动计划，我也会以尊重和善意的方式对自己说话。

- 虽然我没能如愿变得健康，但我会重整旗鼓，思考该如何朝着这个目标前进。

- 我可以犯错，但无须为此感到羞耻和内疚。

- 最糟糕的事情不是暴饮暴食本身，而是因为暴饮暴食而惩罚自己。

## 自我接纳（self-acceptance）

正如我们被（错误地）教导的，善待自己会削弱我们达到目标的能力与动力一样，我们也被说服，自我接纳意味着葬送所有改变的机会。

社会或家庭环境告诉我们，自我厌恶是一种帮助我们取得成功的方式——特别是在身材方面，其实不然。让我们来看看"接受"（accept）这个词，你就会明白为什么。

"接受"这个词有很多相互矛盾的定义，从"接受现状"到"认可"，再到"承担责任"——如果说你打算"接受"自己的身材，是代表你应该"对自己的身材满意"，还是你"承认这是你的身材，虽然它并不如你所愿"？你很难知道"接受"意味着什么。也难怪对饮食失调者来说，自我接纳如此困难。

所以，让我明确一下，当我鼓励你接受自己时，并不是说你需要对自己的现状感到高兴或满足，我也不是要你认为自己是"不可改变的"，就像一个已经完工的成品。

我所说的"接受"，是承认现在的你，在饮食、健康、运动、体重就处于当前的状态下，无须厌恶或者诋毁自己。你想要达到更好的状态，但还没到那一步。在当前的时间节点下，你的进食状态和关怀自我的方式就是那样，它们构成了你现在的样子，以及当前对身体的感受。"接受"的意思，大概就是这样。

你可能不喜欢这个解释，但请别生气。我们换个方式来看待"接受"。想象自己迷失在森林里而不自知。你转来转去，也许以为正走在回到文明世界的正确道路上，直到你因为筋疲力尽而不得不停下脚步。走出森林的转折点，正是你最终承认自己完全迷失了方向。虽然你可能不会因为这一认知感到开心，但接受这一真相，才让你有机会解决问题，找到走出森林的正确道路——接受自己迷路是找到出路的前兆。

接受你的饮食习惯、体重或欠佳的健康状态，并不意味着举手投降，保持原样。相反，当你不满足于自己的身体或饮食状态时，反而能朝着更好的方向探索，发现一种更富有慈悲心的方式与自己相处。以下是一些有助于自我接纳的智慧之言。

- 我对现在所做的事情感到满意，并不意味着我不会或不能做得更好。
- 我接受自己的现状，并享受随着点滴改变而进步的过程。
- 无论我能做到什么程度，我都会接受，并始终努力取得更多改进。
- 自我接纳让我感觉自己正处于一个起点，而不是终点。
- 我接受自己的一切，包括那些缺点。
- 当我寻求改变时，我会暂且放下内心的矛盾，接纳自己。

## 自我认可（self-validation）

饮食失调者的一个共同特点是向外看——寻求认可和奖励，与他人比较或竞争，渴望回到过去的自己，或者幻想着自己未来的样子——我做得好吗？我这样可以吗？我看起来怎么样？我做得够多了吗？你觉得呢？

他们本该关注内心的声音，却一直盯着外界的信号。当我的客户开始问我他们是否有进步的时候，我会把问题抛回给他们："你觉得自己做得怎么样？"我知道他们难以自我认可，而我会告诉他们，**作为一个人，我的工作首先是信任和认可自己**，而他们也是如此。作为咨询师，我的首要任务之一，是帮助他们培养自我肯定所需的强大内在能力。

我知道，自我认可也许是一个难题。事实上，我经常分享说，即便对于七十多岁的我来说，有时候也需要经过深思熟虑才能决定对于我说过的一句话或做过的一件事，该做何感受。有时我会从朋友那里寻求意见，来理解一个人或一件事，或让我能够与它们和平相处。但我认为，寻求他人的反馈，并不等同于把自己对事物的看法交给别人来接受他们的判断，并且背负着他们的评价。我可能会从别人那里得到一点帮助，但最终，我对一件事最初的判断和最终的结论是我说了算。

对于那些从小被专制的父母掌管自己行为认可权的人来说，这种对自我认可的描述可能会让他们感到震惊。他们从来没有机会学习如何肯定自己，所以会缺乏独立性、自理能力和自信心。

在童年没有得到来自父母的充足指导，只能依靠自己一点点摸索的人，会担心寻求帮助代表着软弱和不够独立，而他们的骄傲恰恰又来源于能够独立。因此，他们对自己的恐惧只能感到茫然并为此挣扎。他们会在脑中确认自己的行为是否被认可，而从不曾试图向他人寻求验证。

此外，当前的他人导向的社交媒体文化也残酷地破坏了自我认可。不只是儿童、青少年和年轻人受到影响，许多三十、四十、五十多岁及以上的饮食失调者仍在试图通过成绩、加薪、晋升、赞美、表扬，获得来自老师、父母、领导、朋友、恋人、伴侣和咨询师的认可。

也难怪他们会有饮食方面的问题，因为**饮食的重点就在于相信自己的食欲和滋养身体的能力**。如果你不能给予自己有效的认可，它导致的问题会显现在生活的方方面面。好消息是，如果你掌握了自我认可的技巧，它也会点亮你的整个生活。

不论是食物、工作、放松、陪伴孩子，还是睡觉，你都可以决定多少算是足够。由你自己决定什么对你是最好的选择。问题来了，你怎么知道什么是最好的呢？这需要不断试错，所有人都是如此，没有捷径或神奇的方法。

"认可"是指感觉一件事对你来说是真实可靠的。有些事情能引起共鸣，有些则不能。有些事情是与你的信念和价值观相符的，有些则不是。有些感觉会以无意识的方式与你说话，有些则会让你感到冷淡。

其他人可能会轻微或强烈地反对你的想法或感觉，诋毁你或将你拒之门外，也可能会坚持他们的观点是正确的或优于你的，甚至认为他们比你更了解你自己——胡说！

也许你想让别人肯定你，因为这样你就不需要亲身经历错误或失败。你会忧虑：我该吃这个还是那个？我的大腿是不是太粗了？我应该去植发吗？我长大后想做什么？我应该送孩子去私立学校吗？我必须要让生病年迈的母亲搬来和我一起住吗？……如果我们让别人来决定什么对我们最好，当事情出了差错，我们便可以责怪他们。自我认可也许会让人恐慌，但它也是一种**力量**，并且对于了解自己和成为一个心理健康、独立自主的人至关重要。

我至今仍清楚地记得，大约40年前，我读过一本开创性的反节食的书，叫作《肥胖是一个女权问题》。每当和痴迷于节食的朋友坐在餐馆里，我看着她们一边大口嚼着玉米片，一边责备自己的时候，只要我能插上话，我就会大声读出书中的部分内容，告诉她们为什么从长期来看，节食是没有用的。

我是我朋友圈中唯一一个反对节食的人。《肥胖是一个女权问题》一书与我已经知道的一些事实产生了强烈的共鸣，因为我已经节食很多次了——结果根本没用。我受够了，再也不会想节食了。朋友们都觉得我疯了，但事实证明，遵循那本书的原则是我一生中保持情绪健康最明智的决定之一。

自我认可的前提是相信自己，而这需要一定的自我觉察，或者说了解自己的感受和想法。只有当你把正面对的事情，与内心、身体和思想联系在一起时，你才能说，"是的，这对我来说是最好的"，或者"这就是我想要的"。

我们的目标是全天候不间断地接收自己所有的想法和情绪。当你知道自己的感受和想法时，你才能找到相信自己的理由，对自我认可的能力建立起信心，从而做出更好的决策。你可以对他人的想法持开放态度的同时，依旧坚信自己的观点。

想要理解自己，就必须向所有的想法和感受打开大门，不论是让你舒畅的，还是让你觉得不快的，都应该表示欢迎。无须把那些让你感到不安或不确定的情绪拒之门外，虽然自我怀疑会是一种阻碍，但加以有效地引导，它也可以让我们更具洞察力，带来更深入的自我认识。你可以尝试在自我对话中问自己下列问题。

- 我的具体感受是什么——是一种怎样的情绪呢？
- 我身体的哪个部位感受到了它？
- 我的感觉是强烈的，还是模糊的、微弱的？
- 我的想法是混乱的、矛盾的还是对立的？
- 矛盾的情绪是让我感到不舒服，还是让我觉得可以忍受？
- 我的信念、思想、价值观，以及我的感受是否是同步的？
- 我的感受和想法试图告诉我什么？

## 自我珍视，自我价值感，自爱（self-value, worth, and love）

这些特质被归为一类是因为它们紧密地交织在一起。我们深爱自己认为有价值的东西，我们珍视自己所爱的，我们认为有价值的在我们眼中就是珍贵的。

我们对自己说话，基于我们有多么重视自己的价值，我们认为自己配得上什么，以及我们是否爱自己，如果不明白这一点，就不可能写出智慧的自我对话。但事实是，我们滥用了爱、价值、配得上之类的概念，曲解了这些词真正的意思。

### 自我珍视

当我们珍视某样东西时，我们会用心照顾它（比如我们的孩子、汽车、最喜欢的衣服、童年的毛绒玩具、母亲去世时留下的瓷器套装，或者高中时期的篮球MPV奖杯）。

我们不会说它的坏话，不会忘记它的价值，让不好的事情发生在它身上。我们珍惜它，因为它对我们来说意味着整个世界。我们如此珍视它的原因可以清楚地表达出来：它是不可替代的，我们无法想象失去它的生活。我们所珍视的东西，对我们来说是无价的，而如果有人看不到它的价值，虽然我们会感到震惊或被冒犯，但我们不在乎，他们哪里会懂？

有的人会冲进着火的房子里去拯救有价值的物品，有的人一生都在痴迷于寻找他们丢失或被夺走的东西。人们会写下书籍或歌曲，讲述自己珍视的东西，表达难以从失去它们的悲痛中走出来的种种情绪。我们甚至会用生命捍卫自己尊崇的东西。

你是否会以同样的热情、急迫感和深深的依恋来珍视你的思想和身体？你是否珍惜它们，并发誓保护它们，直到死亡让你们分开？

下面的这些自我对话，能够让你有勇气把自己的价值看得高于一切。你可能会想，把自己置于他人之上真的可以吗？我保证，这不会让你成为一个自恋的人，愿意把自己放在第一位，是"正常"饮食的必要条件。

- 无论我做错了什么，我都有价值。
- 无论我处于什么体重水平，我都和其他任何体重的人具有同等的价值。
- 我会竭尽所能展现我是多么珍视自己。

- 只有我能决定自己在这个世界上的价值。
- 珍视自己的过程让我感到越来越兴奋。
- 珍视自己，就是努力给予我的身心最好的照顾。
- 无论发生什么事，无论我做什么，我的价值是不变的。
- 因为我珍视自己，所以我只会更慈悲地进行自我对话。

### 自我价值感

你认为什么是自己应得的呢？许多饮食失调者都是低自尊的，因为他们不期望在生活中得到什么，进一步导致了他们不会也不曾得到过什么。事实上，当你觉得自己值得拥有生活中美好的东西时，你并不需要努力去证明你配得上它们。你不需要吃一个纸杯蛋糕来表明你有权享受快乐。你大可在不伤害自己的前提下去寻找乐趣，尽情享受。在你不是为了填饱肚子而吃东西的时候，往往会觉得不好吃甚至感到恶心。

**无意识地进食，实际上证明了你不相信自己值得拥有好的感觉**，因为在并不饥饿的情况下吃东西，结果往往都是感到恶心、不适。而矛盾的是，无脑进食之后，你最终得到的认知是，痛苦和折磨都是自己应得的，自己不配享受进食的快乐——这太奇怪了，不是吗？不仅如此，你还向自己和世界表明，你没有资格享受生活，否则你不会满足于那一个小小的纸杯蛋糕。

我的许多客户，都在忍受虐待和忽视——各种慢性的、不同层次的虐待，同时羞于承认这是不合适的——因为在内心深处，他们并不确定自己是否配得上被爱，被给予善意、尊重和幸福，是否值得被珍视、呵护和照顾。

如果你也是这样，便背离了真正的幸福，在怨恨这般境遇的同时，也在自欺欺人。这种恼怒会驱使你把吃作为自己有权得到的唯一快乐。**简而言之，声明自己有权在不饿的时候吃东西，实际上意味着，你认为自己所值得的一切就只有吃。**

在你不饿的时候，拒绝那个纸杯蛋糕，尽管它看起来和吃起来都很不错，但这是对自我价值的大胆声明："我不会在我不饿的时候，勉强接受一个油腻的纸杯蛋糕，我想要更多——我强烈要求人们善待我，我受够了为那些明明对我不好的人找借口了。这一次，我要把自己放在第一位。我打算尽可能地变得健康、坚强，努力拥有一个好身材，我不在乎别人期待一个什么样的我，因为我知道自己最想要的是什么。"

为了帮助你提醒自己并告诉全世界，"我配得上最好的生活"，你可以通过下面这些自我对话来强化它。

- 我值得拥有爱、长寿、健康、乐趣、成功、亲密关系、幸福、舒适、关怀，以及充满欢笑。
- 当我被人贬低、利用、轻视、羞辱、欺负时，我会为自己挺身而出。
- 我有资格用健康、美味的食物滋养我的身体。
- 我有权去做任何运动，无论别人怎么看我。
- 我值得拥有支持我的亲密朋友、一个尊重和爱我的伴侣、一份有意义且让我满意的工作，以及像一个魅力非凡的人一样被对待。
- 我有资格挣足够多的钱来舒适地养活自己。
- 我有资格感到安全和有保障。
- 我相信我自己的所感所想，并坚持人们尊重特立独行的我。
- 我有资格满足自己合理的生理、心理和情感需求。

记住，当面对食物的选择时，你真正"应该得到"的已经列在了上面。当你不知道是否该吃东西时，你要问的问题绝对不是，"这是我应得的吗？"因为答案永远是肯定的，肯定的，肯定的。

真正的问题是，**"选择这个食物，对于我得到生活中那些我想要、应得的一切，是一种帮助，还是一种阻碍？"**

### 自爱

自爱必须是一种常态，一种必然，是你的一部分，就像呼吸一样。当我把几乎是咨询中最重要的问题——"你爱你自己吗？"抛给饮食失调的客户时，许多人会茫然地盯着我，开始有些坐立不安，还支支吾吾，然后才喃喃地说"好吧，是的，我想我是爱自己的。"他们的回应总是和我期望的一句响亮的"啊？这还用说吗！我当然爱自己了！"相差甚远。

事实上，对于这个问题，只有当大声回答"是的！"时，才能让你产生有效的自我对话，促使你定期去健身房，帮助你面对美食时能吃饱了就停下来，让你在想要逃避写计划表时不去厨房搜刮一切可食用的东西，或者提醒你去找医生完成每年的体检（不过，你可能会在那里听到关于减肥的必要性的老生常谈）。

自爱不仅要是毫不含糊的，而且必须是无条件的。这意味着，你必须在自己最糟糕的状态下——对自己的所作所为感到彻底厌恶和鄙视，或者完完全全辜负了自己的时候，**依然爱着自己**。即便你暴食了，即便你选择待在家里而不是去散步、跑步、游泳，即便你狂看了一晚上电视，第二天上班差点睡着，又或者你忘记了妹妹的生日、错过了一次洗牙、在 ebay[2] 上买了一堆没用的东西……你还是会对自己说"我依旧爱着你"。

事实上，全心全意地爱自己，会防止你与食物产生毁灭性的关系，因为自爱和自毁是互斥的。如果你在被虐待或被忽视的环境中长大，如今很有可能觉得自己不被人喜欢，但你可能没意识到的是，这种感觉会导致不健康的饮食方式和糟糕的自我关怀。你可能会错误地认为，如果你是一个更好的人，你就会爱自己，但事实恰恰相反，**你要先深深地、矢志不渝地珍视和接纳自己，然后你才会关爱自己**。

这个观念可能一时间让你难以理解，我的客户经常会告诉我，他们不值得自爱，因为他们行为恶劣，伤害他

---

[2] 一个线上购物网站。——译者注

人，伤害自己，懒惰，还不够完美。好吧，那又怎么样？地球上的每一个人都一样，甚至比你更糟糕，但尽管有这些缺点，他们还是努力爱自己。我们的弱点是人类不可缺少的一部分，没有理由不欣然接受这份自爱。

如果你想改善与食物的关系，就必须做出选择，而我认为自爱不过就是一个**选择**——要么选择无条件地爱自己，无论自己做了什么；要么选择只有当自己接近完美的时候才爱自己。就只有这两种选项。

无条件自爱（指的是不对自爱加以任何时间及方式的限制）会使一切都变得丰富多彩，包括你的饮食和对待自己的方式。并且，它还会开启一个积极的、向前推进的过程。首先要承诺无条件地自爱，然后好好对自己，感觉到自己值得被喜欢，最终让你能够以更好的方式呵护自己。整个过程从思想开始，然后到自我对话，最后作用于感觉和行为。以下是一些促进无条件自爱的自我对话。

- 余生每一天的每时每刻，我都会爱自己。
- 无论我做什么，都改变不了我对自己真切的爱。
- 我可能会对自己的行为感到失望或后悔，但我依然爱着自己。

- 虽然我享受和他人亲密的感情，但只有我自己爱自己，我的内心世界才能感觉良好。
- 我是讨人喜欢的，即便我有着所有的缺点、错误和失败。
- 即使我大吃大喝、过度开支、缺乏运动、不会照顾自己，我依然爱自己，相信自己。

记住，对于所爱的人，我们不会转身离开，也不会只是耸耸肩，好像不在乎，我们会为此而战！此外，对自己不断提供的爱，也会成为你的安全网、改变的跳板或成长的培养皿。有了在前面章节中学习到的自我对话原则，你已经有了一个正确的方向，现在只需要继续前进。

# 如果我不相信对自己说的话，该怎么办？

我经常听到这种抱怨。真相是，我们都在假装，直到我们有时能够做到——或者换句话说——直到我们可以通过不断的练习做到它（无论"它"是什么）。

想想你领到驾照后第一次开车的情形：在上了几节课，去了趟车管所以后，你会认为自己已经准备好参加印第500[3]大赛了吗？当然不会。你会觉得有必要告诉路上的所有人，自己其实还不太能开车上路，你会很担心把人撞倒；还是说，你只是尽自己最大的努力开好车，并遵守交通规则？

当你开始一份新工作时，你会向每个人宣布，你对自己所谓的专业知识一无所知，你确信老板雇佣自己，是犯了一个可怕的错误；还是说，你每天准时上班，努力让自

---

[3] 全称为印第安纳波利斯 500 英里大奖赛，始于 1911 年，是目前单一赛车赛事中历史最悠久的比赛。——译者注

己配得上这份信任？

我知道你觉得自己像个骗子和伪君子，害怕有人发现你不是你所展示的自己，也不是别人眼中的样子，你害怕自己在自欺欺人，失败后看起来像个傻瓜。

但唯一会让你失败的，是你反复告诉自己（和别人），只有做到了，才算成功。当我们学习新的信息或行为时，没有人会期待我们有百分之百的把握，这从来就不是获取技能或知识的方式。心里有怀疑是很正常的，因为其他人有时也有，即使他们没有表现出来。

你不需要确信自己会成功，不需要认为自己说的必须与做的一样，你把它们的顺序搞反了，你需要的是持续练习，直到你的行为符合你所说的那样。

如果我们能够想象自己是勇敢、冷静、强大、迷人的，便会有机会真的拥有这些特质。而如果只有做到以后才认为自己是成功的，那不过是想象力的巨大失败。饮食失调者很擅长想象会如何失败，所以我知道你很有想象的天赋。既然如此，是时候给自己的想象力掉个头，然后遇见你成功的一面了。

你可以看看2012年的一个TED演讲"肢体语言塑

造了今天的你④"获取能量，演讲者艾米·卡迪（Amy Cuddy）是哈佛商学院的教授和研究员，也是《姿势决定你是谁》（*Presence: Bringing Your Boldest Self to Your Biggest Challenges*）的作者。她说，刻意改变肢体语言可以改善我们对自己的感觉，甚至可以改变别人对我们的看法。

卡迪对"假装"的概念非常狂热，它不是简单地"假装直到你做到了"，而是"假装直到你由内而外变成了你假装的样子"。重复一个（新）行为的次数越多，你的大脑就越自动适应这样做，很快你就会不假思索地以新的行为方式去做一件事。作为一名研究人员，卡迪一直专注于肢体语言，并通过实验证明，我们可以通过这种方式发挥自己的长处，弥补自己的短处。

她在演讲中，向我们展示了高能量和低能量的姿势，并解释了每种姿势是如何改变我们体内的神经化学物质的。高能量姿势（舒展、强大、开放性的）会增加睾丸激素，使我们感觉更有力量；低能量的姿势（萎缩、弱势、

---

④ Amy Cuddy, *Your Body Language May Shape Who You Are*, filmed June 2012 in Edinburgh, Scotland, TED video, 20:48.

封闭性的）会提高我们的皮质醇，让我们感到更加焦虑。

她发现，通过做两分钟的特定姿势，人们会感到更有力量，并能有效减少焦虑。想象一下把高能量姿势和新的肢体语言与有效的自我对话结合起来——如果你站在冰箱前准备认真地来一次无脑进食，试着摆出一个高能量姿势（想想超人和神奇女侠），告诉自己，"我现在要找的东西不在这里"（这是我最喜欢的一句话），你可能会关上冰箱门，去找更好的东西来打发时间，满足你的真正需求。

你已经学会了如何让你的自我对话基于智慧，更加积极和有效。现在是时候尝试一下你在本章中学到的概念了，看看哪些自我对话对你是有效的，哪些又是无效的。我大体上知道哪些想法和语句对你是有帮助的，但你只有通过亲身尝试，才会知道哪些会引起你的共鸣，促使你改变自己的行为。所以，不要害怕尝试不同的话语。你可能有疑虑，但请你把它们放在一边，只有积极的、有效的自我对话才能带你走向成功，而那些疑虑不会。

在第4章中，你将学习如何要求自己与食欲的信号联系起来，这些信号会告诉你是否以及何时准备好要吃东西了、什么食物会让你满意、如何有意识地进食，以及如何在你吃饱、吃满足后停下来。

## 案例：阿特

阿特，一个刚刚离婚的 55 岁计算机程序员，有一个已经成年的女儿，朱莉。他来找我时，刚刚经历了心脏病发作，做了冠状动脉三重搭桥手术。他害怕死亡，称过无数次体重，两次减重又复胖了 50 多公斤。

他的女儿在网上找到了我，她鼓励阿特给我打电话，阿特很不情愿地做了。他告诉我，他不喜欢心理咨询，更喜欢自己解决问题，和我见面只是看在女儿的份上。

随着我们进一步的沟通，他承认，不愿意寻求帮助是他上一段婚姻中的一个问题，他认为这个问题可以与饮食习惯一起努力改善。而他的饮食习惯——引用他的原话"太可怕了，我不假思索地把一切东西都塞进嘴里，不仅吃得快，还必须要'光盘'。以往节制饮食只是为了取悦前妻，而如今她离开后，我就开始放任自己了。"

阿特在家中排行老二，有兄弟姐妹。他的父母各做两份工作，没有多少时间陪他。如果他的兄弟姐妹帮不了他，他会自己想办法——无论是什么事情，或者他最终根本无法完成。当我问他小时候是否感到被忽视时，他点头承认，除了家里最年长的孩子，其他孩子在关怀自我方面做得都不太好。

当我们刚开始这段咨询关系时，他的自我对话是像下面这样的。

- 听着，蠢蛋，晚餐别再吃薯条、比萨和冰激凌了。

- 我看起来很恶心。难怪前妻离开了我。我都不敢相信她能忍耐这么久。

- 如果我根本戒不掉垃圾食品，做心脏手术有什么意义呢？

- 朱莉给我发了很多健康食谱的电子邮件，但我从来都不去尝试，她觉得我是个懒猪也情有可原。

- 明天我要严格控制饮食。明天开始，就这么定了。

　　像我的大多数客户一样，阿特没有意识到他对自己说的话正在指挥他的思维并引导他的行为，也没有意识到其实有更好的话语来达到相同的目的，即告诉自己变得更健康。

　　随着时间的推移，阿特发现我的帮助很有用，他甚至很享受被关心的感觉。他跟我说了一句咨询师经常从客户那里听到的话："这很奇妙，好像你的声音会出现在我脑海里。"当然，我的最终目标是让我的声音变成他的声音，向他灌输一种全新的与自己对话的方式，不只在饮食上，还有生活中的方方面面。

　　以下是阿特在练习中自己思考出的（他依然更习惯于自己搞定一切）一些关于食物和身材的自我对话。

- 我选择吃健康的食物作为晚餐，因为它们让我感觉很好，而当我吃得更好时，我会更喜欢自己。

- 我希望自己的外在形象和内心感觉都是健康的，我会照顾好自己的身体。

- 我可以请求他人的帮助，当然也可以独立完成，只要能把问题解决就行。
- 朱莉如此关心我，是我的幸运，我会试着用她的一个食谱来印证这份幸运。
- 我会成为一个"正常"饮食者，并尝试做一些运动。

作为一个计算机程序员，阿特从小就喜欢把命令输入大脑来让大脑做事。没过多久，他开始打壁球，并说这是对"整天坐着不动"的完美解药。渐渐地，他的饮食有所改善，他很高兴告诉人们，他不是通过节食，而是通过心理咨询学会了吃得更好。

# 第 4 章

# 想吃的时候，该对自己说什么？

有时候我是如此渴望食物，我甚至想把我说的话吃掉！

现在，是时候了解该以何种自我对话来引导你的饮食和关怀自我朝着积极的方向发展了。

这意味着在你想到食物的那一刻就要开始进行积极的自我对话，以免陷入"自动驾驶"状态，最终做出无法逆转的破坏性决定。记住，积极的自我对话是推动你前进的燃料。它是赋能的、寄予希望的、充满爱的、刻意的、具有挑战性和启发性的。

你可能会觉得自己在食物面前毫无抵抗能力。它的阴影挥之不去，似乎占领了你的生活。而真相是，**食物只是我们生存必需的能量来源，通常它们吃起来味道非常好**。诚然，食物的化学结构确实会影响你的大脑的化学反应和激素水平，但在一个聪明的大脑、一颗关怀自我的真心，以及想要正确看待食物的决心面前，这算不了什么。

进食的过程，从最初的念头到进食结束后对食物的思考，包括5个选择，或者说5个干预的节点：

1　觉察食欲
2　进食冲动/做出选择
3　有意识进食
4　结束进食

## 5 进食后反思

在每一个节点，你都可以根据你对自己说的话，选择朝着健康还是不健康的方向前进。积极的自我对话和破坏性的自我对话会把你带向两个方向。记住，每一个节点都是一个分岔路口，而方向盘就掌控在你自己的手里。

### 节点1：觉察食欲

你发现了内心有关于吃的想法（或模糊或具体），也可以解释为想吃的欲望，它可能源于饥饿、压力或者情绪，比如无聊、焦虑、悲伤、困惑、沮丧或孤独。这些想法突然出现在你的脑海中，反反复复。

当你认为自己有饥饿感时，你对自己说的话会造成截然不同的结果，要么回应身体对营养的需求，要么顺从大脑的愚弄或引诱因为其他原因吃东西。

在觉察食欲并试图决定是否要吃东西的节点上，可以参考下面这些可供思考或提问的句子。它们会帮你判断，你是真的饿了，应该吃点东西了，还是你更多是因为情绪想吃东西，而不只是为了填饱肚子。

- 我现在有多饿?
- 如果我感到的不是饥饿,那可能会是什么呢?
- 我现在是不是真的饿到需要吃东西,即是否处于 "适度饥饿" 的状态?
- 当我肚子饿的时候,我想吃东西;当我想吃东西 的时候,我不吃。
- 我的身体发生了什么,让我觉得自己现在饿了?
- 我是否觉察到了一种情绪,让我想要吃东西?
- 只有当我真的很饿了,我才会吃东西。
- 一会儿我真饿的时候还会有吃的,所以我没必要 现在就吃掉它们。
- 我喜欢能够感受到饥饿,并且知道我有能力选择 合适的食物填饱肚子的感觉。
- 如果我不饿,就不吃东西。
- 等到饿得需要吃东西的时候再吃,会让我更能享 受食物的味道。
- 满足真实的饥饿感是一种正常、健康、自爱、关怀 自我的行为。
- 当我用食物滋养自己的身体时,我为我能够照顾 自己而感到自豪。

- 我只是感到无聊、孤独、愤怒、烦躁或懈怠，而不是真的饿了。

- 我可以等着看自己是不是真的饿了，如果是，我就吃东西。

- 我没必要在只感到一丝饥饿时就跑去吃东西，完全可以等到我适度饥饿时再吃。

- 没有人能在我不饿的时候强迫我吃东西，因为只有我知道食欲在向我发出什么信号。

- 我可以判定自己是否真的饿到需要吃东西，并且无论是哪种结果，都没什么关系。

- 如果我可以等到饿了再吃，我会为自己感到骄傲。

- 我正慢慢感受真正的饥饿与无意识、强迫性或情绪化进食之间的区别。

## 节点2：进食冲动 / 做出选择

你体验到对某个特定食物的渴望（不论是否饥饿），并想着吃到它能为你带来的快乐。这些想法经常闪现在你脑中，或从来不会消失，让你为之思考。你要么有意识地（出于理智）做出进食的选择，要么半意识或完全无意识地（好像你在恍惚中）做出选择。

当你感受到进食的冲动，并试图决定要如何应对的时候，可以参考下面这些可供思考或提问的句子。关注这些句子会让你分辨出，自己是想要回应身体对食物的渴望，还是混乱的饮食想法正试图接管你的身心。

- 如果专心聆听，我的身体会告诉我，我想吃什么。
- 如果我并没有非常想吃什么，也没关系，因为我的身体并不总是知道它想吃什么。
- 我是因为食欲想吃东西，还是因为其他原因想吃？
- 我可以想吃什么就吃什么，除了那些会让我过敏的食物。
- 我可以回应对食物的渴望，当然也可以选择不回应，但产生那些食欲本身是没有对错之分的。
- 对于我想吃的东西，我会平衡它的营养和对健康的影响。
- 无论其他人是否和我一样有着对食物的渴望，都不能说明我的想法是错的。
- 即便我对某个食物特别渴望，我也可以寻找更多营养丰富的替代品。

116

- 仅仅是我产生了进食冲动，并不意味着我需要完全被欲望支配行为。
- 我知道我特别渴望某个食物，因为我已经想吃它好几天了。
- 我会咬一口我想吃的东西，专心地品尝，然后把它放在一边。
- 产生进食冲动是健康食欲的一个正常、自然的组成部分。
- 我喜欢通过倾听身体的渴望来选择食物。
- 如果我不想吃别人为我挑选的食物，我会礼貌地谢绝。
- 出于健康原因，我可以自豪地拒绝对食物的渴望。
- 我吃东西是为了取悦谁——我自己还是别人？
- 如果我不确定我想吃什么，我可以慢慢思考再决定，无须感受到任何人的压力。
- 我的身体，由我自己做主——就这么简单。
- 我不知道我想吃什么，没关系，因为也许我现在并不饿。
- 我吃这个东西是出于习惯、情感需求，还是真的就只是想吃？

## 节点3：有意识进食

你要么全神贯注地品尝食物，与食欲的信号产生联结，要么无意识地吃，导致吃得太快、狂吃一通，心怀内疚、羞耻，又或者对此麻木不仁。

把你的进食状态想象成一个连续体（continuum），一端是缺乏注意力和联结的无意识进食，另一端是专注品尝食物、与食欲信号产生联结的有意识进食。

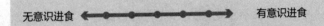

觉察自己当下在连续体上所处的位置，对保持有意识进食至关重要。

以下是你在吃饭时可以思考或向自己发问的句子，它们会帮助你有意识地进食，聆听食欲的信号。

- 这些食物看起来是太多、太少，还是刚刚好？
- 我是否正在细细地品尝食物？
- 我喜欢把食物放在舌尖上，用心享受每一次咀嚼带来的味道和口感。

- 我很乐意成为餐桌上吃得最慢的人。
- 我会以适合自己的节奏咀嚼、吞咽，并在每次咀嚼之间停顿一下。
- 我喜欢用心品尝食物，即便我周围的人并不这样做。
- 在咀嚼食物的过程中细细品尝，会增加进食的乐趣。
- 我是在全神贯注地品尝食物，还是走神了？
- 我在保持与食欲信号的联结时，也能同时听到其他人说的话。
- 我现在处于身心放松的状态吗？
- 我想要专心地吃东西，因为这对我而言，跟一天中的其他事情同样重要。
- 当我品尝到不同的味道时，我知道自己正在用心地吃东西。
- 我是不是吃得太快了？
- 我喜欢这个食物吗？
- 无论发生了什么，我都会继续保持与食欲信号的联结，以便我了解自己是已经吃饱喝足了，还是依然有点饿。

- 如果我的思绪偏离了食欲，我会轻轻地把注意力拉回到食物上。
- 我有吃东西比较快的倾向，所以我会试着放慢速度，细细品尝。
- 我会经常检查自己当前享受食物的程度。
- 每一口食物都会带来新的快乐——直到这份快乐消失，我便知道我可以停下来了。
- 当我吃了足够多的食物时，我会期待满足感。
- 当我吃了足够多的食物时，我会期待饱腹感。

## 节点4：结束进食

吃东西时，你可能会注意到随着饥饿感的不断减少，食物的味道也慢慢变得不再那么诱人了。只有当你全神贯注地吃东西——用心慢慢品尝的时候，你才会感受到这般逐渐减弱的食欲，而如果你没有专心进食，很可能会吃撑。

以下是在你吃饭时可以思考和问自己的句子，它们能够帮助你知道什么时候该因为已经吃饱了（已经吃了足够的量，不再饿了）或满足了（已经享受了食物，吃的乐趣达到顶峰）而停止进食。

- 对我的身体来说，我现在是否已经吃下了足够多的食物？

- 吃饭的最终目标是让自己摄入足够的食物来消除饥饿感。

- 我很乐意把食物剩在盘子里。

- 我可以扔掉或分掉食物，这样没有什么。

- 当我不再感到饿的时候，我会停下来，这会让我觉得很舒服。

- 我吃再多，也无法帮助世界上任何一个人不再挨饿。

- 少即是多的概念在饮食中同样适用，因为每一口都很重要。

- 我可以礼貌地拒绝现有的或额外附赠的食物。

- 我此刻仍然感到饥饿，还是已经心满意足了？

- 我可以吃饱而不满足，或者反过来，心里感到满足但没吃饱；也可以吃饱的同时感到心满意足，又或者既没有吃饱，也没感到满足。

- 只有我自己知道什么时候该放下筷子。

- 我会对食物说不，即使这会让别人不开心。
- 即使食物的味道鲜美，我也可以停止进食。
- 如果我感觉吃得差不多了，很可能就是我已经吃饱了。
- 我会为自己的饮食方式感到自豪吗？
- 食物带来的味觉体验已经达到了巅峰，所以是时候停止进食了。
- 我会像享受食物一样，尽情享受下一项活动，以及在此之后的事情。
- 内疚、羞愧或被剥夺感是会导致我吃得更多还是更少？
- 我全神贯注地聆听饱腹和满足的食欲信号。
- 既然我已经吃饱了，吃东西就变得不再有趣了。

## 节点5：进食后反思

吃完之后，你可能会想着食物是多么营养、多么美味或多么让你心满意足，同时你会为自己用心吃饭而感到自豪，又或者你会为自己进食的方式感到内疚、羞愧、失望和懊悔，紧接着感到肚子胀得难受。

以下是吃完饭后可以思考或向自己提问的句子。

- 我会带着好奇心，不做评判地审视自己。
- 吃完东西之后，我的身体感觉如何？
- 当我意识到我吃饱之后仍没能停止进食，虽然这让我有些沮丧，但我依然对自己保持慈悲心。
- 我感到自豪的是，当我吃到心满意足的时候，我就不再吃东西了。
- 把我选择的食物吃进身体里的感觉好极了。
- 我选择的食物让我觉得肚子很胀，下次我会做出更好的选择。
- 我吃得很快，但仍然保持着与食欲信号的联结，我做得很好。
- 我比以往任何时候都能更好地保持我与食欲信号的联结。
- 当我把停止进食的节点提前一点时，我仍然感到心满意足吗？
- 当我把停止进食的节点提前一点时，我仍然能够吃饱吗？
- 我还没等到感觉足够饿的时候就吃了，下次我会等到我更饿一点的时候再吃。

- 我当然没有做到百分之百完美，但我慢慢地品尝了食物，我做得很好。

- 我会考虑更加有意识地吃东西，也会经常试着去练习。

- 我只吃了一小点甜品，我可以把剩下的打包回家，我为此感到自豪。

- 我很开心自己把甜品分享出去，因为我已经尝到了恰到好处的甜。

- 我吃得心满意足，身体也得到了很好的滋养，没有一丝被剥夺感。

- 我想更多地在没有任何干扰的情况下吃东西。

- 我正在学着关注自己的食欲，这很值得开心。

- 要学会凭直觉吃饭需要很长时间，但我正在一点一点地朝着那个方向努力。

- 我在成为"正常"饮食者的道路上已经取得了很大的进步。为我欢呼吧！

这些节点就是我们实践自我对话的机会。从最初想到食物，到吃完之后，你有很多时刻思考自己吃得如何，并进行干预，以确保自己朝着最好的方向前进。

你的行为和感受取决于你在这些时刻跟自己说的话。通过有意识地做出选择，或在节点处保持清醒，你能刻意地思考如何让自己走向"正常"饮食的方向。如果你一直在没有目的和不计后果的情况下做出饮食的选择，也难怪你会对自己的饮食状态不满意。

"我渴望→我吃"是灾难性的行为模式。使用上述节点中的那些陈述和问题，会让你把"我思考"插入其中，使整个过程变成"我渴望→**我思考**→我吃（或做其他事情）"。

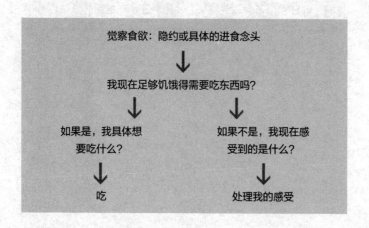

生活中有些时候我们需要漫不经心，但在食物面前，

显然不能这样。对你身心有益的进食状态需要专注和刻意地进行，这意味着你知道自己想要让什么发生，然后确保它沿着正确的轨迹发展。清楚自己的目的地在哪儿，然后想出如何到达那里。把对食物的盲目痴迷，换成观察自己和食物的关系，并解决其中的问题，最终获得最佳的结果。

**想一想**

- 对你来说，进食过程的5个节点中，最困难的是哪一个？
- 这些节点中，最简单的是哪一个？
- 你在哪个节点需要更努力、更专注，或更用心？

# 我如何把有效的自我对话铭记于心？

想象一下，如果在你每次觉察到食欲，想知道自己是不是饿了，或正在不假思索地伸手拿东西吃，又或者开始感到饱了的时候……你脑子里想到的就只有上面的那些建设性的陈述和问句，如果你对自己说这些话或者问自己这些问题就像呼吸一样简单，那会发生什么？你的饮食方式会变成什么样？你的生活将是什么样的？你如何看待自己？

你会用理性来做出各种饮食决定。

我经常看到的一个问题就是非理性的心态导致的无脑进食。饮食失调者，在进食之前，会产生（通常是无意识的）强烈的情绪，在吃完之后，又会产生同样强烈的情绪（后悔、内疚、自我厌恶），但在两个状态之间是无意识的。我们能感受到强烈的情绪，但那些理性思考的声音很小，甚至根本不存在。

在大脑中那个本应该告诉我们该怎么做的声音呢？

往往无处可寻。

原因在于，当你努力工作，需要在一天的大部分时间里保持清醒和专注时，偶尔让你的大脑休息一下，来获得放松或充电的机会当然是很好的。然而，只有在你觉得大脑的高阶思考部分暂时不需要的时候，才能有意识地让它短暂"离线"，并且时刻让它处于待命状态。问题在于，在想着食物或思考进食的时候，并不适合让大脑放空休息。

我必须强调的是，让大脑充分休息是非常重要的，这样当我们需要能量、注意力和理性的脑力时，大脑就可以随时进入状态了。举个例子，试想一下，当你压力很大、缺乏睡眠或营养而筋疲力尽的时候，专注于食欲和饮食会多么困难。即便是"正常"饮食者，当他们的大脑（由于疲惫）祈求进入睡眠模式时，做出进食（或任何）选择会变得很难。

另一个很难做出选择的场景是，当我们沉浸在一个棘手的事务中，尤其是需要立即全神贯注于此的时候，我们无法思考为什么吃、怎么吃或吃什么，在脑力缺乏时，往往会做出糟糕的进食选择。

当大脑忙于其他事务时，我们的旧习惯就会找上门来——如果你的饮食习惯不健康，这时便会是你最有可能迷迷糊糊飘到冰箱前，吃掉里面大部分食物的时候。

让有效的自我对话铭记于心的方法，就是得到足够的休息、睡眠和放松时间，以及——练习，练习，练习。

# 练习真的会让我进步吗?

你可以通过不断进行积极的自我对话,来确保自己在进食方面取得进展。实践起来,可以把上面的陈述和问句进行分类,并知道自己在每个进食节点该对自己说什么。

我们所说的练习,并不是读完这本书,然后把它埋在一堆同类书下面。你不能只是读一遍这本书里的自我对话,就期待它能够深入你心。练习不是假设你在每个进食选择(干预)的节点上都知道自己该说什么。如果你很认真地想成为一个"正常"饮食者,那么就要表现出不断练习的决心。

这样的练习包括探究积极的自我对话是如何构成的,思考在各种情况下你想说什么,然后试着说给自己听,或大声地讲出来。你还可以记下一些想法或自我对话的陈述和问句,给大脑热热身。我的建议是你反复阅读每天想用于饮食方面的那些自我对话,如果有时间的话,你可以经常翻阅相关的章节,必要的时候,可以把那些

130

句子背下来。

你可以录下自己对食物的思考和自我对话的录音，时不时拿出来听听。或者做一个自我对话清单，贴在车的中控台上或浴室的镜子上，在等红绿灯或刷牙的时候温习一下。也可以贴在冰箱上，用来防止你无脑地大吃一顿。

我不确定练习使用积极的自我对话是否会感到枯燥，也不确定饮食失调者是否会觉得这是行不通的，但根据我的临床经验来看，人们似乎不愿意坚持练习计划。

他们会告诉我自己没有时间或者不能集中注意力，又或者他们最初兴致勃勃，但后来就对此厌倦了。可是，就像消防员在没有着火的房屋里不停练习救援行动，这样当他们真正进入着火的房子时，就会对此刻所需的技能有肌肉记忆一样，饮食失调者也必须在不处于进食状态的时候练习积极的自我对话，这样当他们需要的时候，那些自我对话就会自动浮现在脑海中。

试着针对不同的情形，汇总一些积极的自我对话吧，可以从饮食开始，在你的手机里列出那些基于好奇心（而不是评判）的、富有同情心的陈述和问句。当你等待朋友赴约，或者在堵车感到无聊的时候，比起盲目地浏览一些无关紧要的信息，不如把那些句子读一遍，利用这样的碎片时间来提高你"正常"进食的能力。你也可以写在本子上，放在床头，在睡觉前把你想对自己说的话读一遍。当你醒来，或当你准备开启新一天的时候，拿起本子，与自己就饮食问题认真交涉一番（每天都可以这样做）。重点是要把积极的、有效的自我对话，以及想要改变饮食方式的意愿作为第一要务。

# 还有其他的建议吗？

密歇根大学心理学家伊森·克罗斯（Ethan Kross）研究了"人们在内心自言自语时使用的人称代词"，发现"一种微妙的语言转变——把'我'转变为自己的名字——可以产生非常强大的自我调节效果"。根据克罗斯的说法，这种转变可以改变我们的感受和行为。他的另一个理念是用"你"代替"我"，因为这提供了一种权威感——有人告诉你该做什么。这些自我对话的微调无疑值得一试。[①]

我的客户经常用比喻告诉我他们的生活有多糟糕，而我的工作就是对此解码，重构他们所说的话，以便帮助他们以积极而非消极的态度解读正在发生的事情，或者至少是以中立的态度。以下是一些你可以用在自我对话中的重构方式。

---

[①] Laura Starecheski, *Why Saying Is Believing—The Science of Self-Talk*, Shots, NPR's Health News, October 7, 2014.

- "我老毛病又犯了"重构为"我只是确认一下过去那样真的不好受"。
- "我滑倒了"重构为"我暂时失去了平衡，但我又重新站了起来"。
- "我搞砸了"重构为"这次的饮食尝试，让我知道了什么是我绝不想再做的事"。
- "我暴饮暴食了"重构为"我在锻炼我的肠道肌肉，而不是我的大脑"。
- "我彻底失控了"重构为"我休了一个小假，现在回家了，并且会待在家里"。
- "我失败了"重构为"我学到了很多东西"。
- "我崩溃了"重构为"我正在练习如何重整旗鼓"。

分享我非常喜欢的两句话，它们陪伴我度过了很多个日夜："我尽力了，结果已经相当不错了。""一切都会过去的，眼下这件事也不例外。"

这两句话让我能够遏制自己偶尔的完美主义倾向，并提醒自己，我有能力管理自己的生活。只有我能决定什么是足够好的，或是对我最好的。此外，确信生命中的绝大多数痛苦，不论是情感上的还是身体上的，最终都会过去，也可以让我得到安慰。

无论你认为自己的饮食有什么问题，这些句子都会让你平静下来，并为你指明更好的方向。

跟我一起读：**"我没事，一切都很好，我会好起来的。"**

是时候彻底改变你的自我对话了，从现在开始，开发一些绝妙的、积极进取的短语和词汇，让你在食物面前能够有足够的安全感和底气，并且相信自己有能力成为你想成为的那种（正常）饮食者，也有能力照顾好自己。请记住，你与食物的关系反映了你如何照顾自己的心灵和身体。

在第5章中，你将学习如何预防暴饮暴食，如何在陷入暴食状态时停下来，以及当暴饮暴食结束时，如何用同情替代批判与自己交流。

---

## 案例：鲁兹

鲁兹是一个21岁的法律预科生，她的大学辅导员把我介绍给她。她是一个全优学生，也是足球队队长和冠军辩手，从我见到她的那一刻起，她就散发着严肃的气息。我立刻就能看出，鲁兹已经习惯了克服万难以实现自己目标的行事模式。所以她采取"征服"饮食问题的策略也是我意料之中的事。鲁兹请我教她如何增强意志力，她认为这样她就不会屈服于让她筋疲力尽、身体不适以及自我厌恶的暴饮暴食。

她6岁时和作为医生的父母从秘鲁移民到美国，当时她的母亲在波士顿一家医院找到了一份有声望的工作。她是个聪明且充满好奇心的独生女，父母对她期望很高。她印象里就没有一次不是努力在掌握一项新技能：学英语、弹钢琴、下双陆棋，然后是上大学、踢足球和辩论。她对自己非常苛刻，自我批评到近乎自虐的程度，她根本不知道慈悲心对自己或对他人意味着什么。这很奇怪，因为大多数饮食失调者对自己鲜有慈悲心，反而对他人是充满同情的。

鲁兹的自我对话听起来很残酷，但在很长一段时间里，她很依赖于这样的自我对话，因为斥责自己使她在许多领域取得了出色的成就。当她意识到自我鞭笞在饮食方面不起作用的时候，她感到失望和愤怒。

我告诉她，意志力在生物本能层面（人类为了生存而本能要去做的事情，比如进食和繁衍）并不怎么适用，所以试图增强意志力，是在浪费我们彼此的时间。她对此很不开心。

以下是她过去常对自己说的话。

- 如果我还有一点自律的话，就只该吃那些对我有好处的东西。
- 如果不是懒到无可救药，那么就该给自己做一顿像样的饭。

- 我并没有付出足够多的努力去拒绝那些不好的食物，我应该竭尽全力。
- 真正关心自己的人，会像我一样吃这么多吗？
- 我太软弱了，这就是我无法拒绝不健康食物的原因。

哎。大多数饮食失调者在饮食（或缺乏运动、超重）问题上都很难给予自己慈悲心，因为他们担心这意味着要接受自己的行为就是如此。鲁兹也是一样。关于如何在善待自己的同时去改变的问题，我们聊了好几个月。最后，在我向鲁兹解释了关于自我慈悲是改变动力的相关研究后，她相信，对挣扎、痛苦的自我慈悲正是她需要学习和练习的。

以下是大幅改良后的自我对话示例，包括我自己的一些口头禅，鲁兹后来带着这些自我对话去了其他州读法学院。

- 我正在尽我所能。
- 在我慢慢向"正常"饮食转变的路上，我对自己充满耐心和关爱。
- 我应该用自爱和温暖的鼓励治愈自己。
- 我不完美，但我仍然爱着自己。
- 我知道什么时候应该更加努力地争取成功，什么时候应该退后一步去思考为什么没有成功。

当鲁兹意识到自我批判正让她与成为"正常"饮食者渐行

渐远，她必须掌握一个新技能才能实现目标时，她恍然大悟。她还了解到，完美主义、做什么都想去赢的心态，再加上缺乏劳逸结合，正是引发饮食失调的原因。此外，我们还在咨询中练习了压力管理策略，她发现——用她的话说，"即便在我解决了我的饮食问题之后，这些策略在学校，甚至在之后的生活中都派得上用场"。

# 第5章

# 使用自我对话应对暴饮暴食

我明白了——是语言的力量，而非意志力！

在看这本书的你，很清楚暴饮暴食的感受：糟糕。如果你不曾体会过暴饮暴食的感觉，让我来描述一下——你会觉得突然间，除了食物，世界上的一切都消失了，有一块巨大的磁铁无情地吸引着你；就好像一块面包或一袋多力多滋①在一遍又一遍地叫喊或低语你的名字，让你不由得全身心投入地吃你想吃的任何食物；似乎有某种强大的力量追赶或追捕你，直到把你逼到冰箱前。

有时你甚至不知道想吃什么，你只知道自己需要咀嚼、品尝和吞咽，同时有一股压倒性的力量让你想要把自己填满。哪怕是你的孩子哭喊着要睡觉，你面前整齐堆放着等待付款的过期账单，你参加派对已经迟到了15分钟，又或者你最喜欢的作者出版了新书——它们都变得不重要了，此时此刻的你只渴望着把某个食物或不管什么食物塞进嘴里。

暴饮暴食的冲动就像被外星人侵入了身体，跳下悬崖而不在乎如何着陆，或者投入汹涌的河流而无所谓可能会被淹死。

你从一开始就知道，你渴望踏入的是一个危险的境

---

① 一种玉米片零食。——译者注

地，冲动行事不会有好结果。但向往和热望让你忽略了一切理性，于是你飞奔而去。说到底，暴饮暴食的时候，那种对食物强烈的渴望，是难以用语言描述的。

那种感觉既可怕又诱人，同时也让你感到慰藉和振奋。可怕，是因为你失去了所有的意志，做一件事的思考过程已经从你脑中逃走，不知去向。诱人，是因为你感到自己被迫不断走向食物，而在这条路的尽头一定会尝到一些让你神魂颠倒的东西。慰藉，源于那些食物向你承诺会带走你所有的痛苦，打开冰箱的门仿佛就能通往天堂。振奋，是因为仅仅想到吃这件事，感觉就像是深深爱上了一个人，爱到无法自拔，而恰巧他也同样深爱着你。

# 所以，是我说服了自己去暴饮暴食？

是的，并且你的确这样做了。我的客户经常告诉我，他们无法控制住自己，不得不暴饮暴食，同时没办法停止想要暴饮暴食的心。他们一遍又一遍地告诉自己同样的谎言，而真相是，**暴饮暴食是因为我们的想法告诉我们去这样做，这意味着我们完全可以用其他的想法，告诉自己不去这么做。**

试着仔细审视一下你对自己或他人说的话。作为一个有着几十年经历的前"世界级"暴饮暴食者，我可以告诉你，那些话不会帮助我们远离食物，反而会把我们不断推向食物。如今我可以很自豪地说，我甚至不会再想到暴饮暴食，而且已经半辈子没有再经历过了。

暴饮暴食是可以预防的，你完全能在中途停下来，也完全能从中恢复，并在未来越来越少地经历它。

多年来，你一直在增强会导致你暴饮暴食（习惯）并在事后不断自我打击的神经通路。从现在开始，慢慢忽视那些毁灭性的想法，不再采取行动，你的暴饮暴食神经通路便会失去生机。在它们的灰烬中，你会重建一个可靠且明智的内部对话系统，从而让暴饮暴食彻底成为过去。

不管你信不信，你的命运掌握在你自己手中——或者更准确地说，掌握在你自己的思想中。因为从暴饮暴食的念头出现在你脑中的那一刻起，你对自己说的话（或不说的话）便塑造了你的命运。**与饮食相关的问题会朝着哪个方向发展，决定性因素在于你所想和所说的话，而不是食物或你的心情。**

当你有暴食冲动的时候，如果你对自己说的话是理性的和充满关爱的，你便能够说服自己不要那样做。不规律的饮食状态从来就无关食物本身，是那些想法（无论是否被说出口）有意或无意地使你走向食物或远离它们。进食过程的起点正是这些想法，而进食行为本身只是它们的结果。如果你对此表示怀疑，可以返回第3章阅读相关内容。

如何才能不把自己推向暴饮暴食的深渊呢？

食物从来就不会自己跳进你的盘子或嘴巴里。食物也不会在自动售货机里等着你，碰巧你经过时，把你按倒在地，大喊一句："哈，抓住你了！"只要刻意阻止无意识或情绪化的饮食行为，便可以确保暴饮暴食不会发生。就这么简单吗？是的，就这么简单。

受制于全或无思维模式，你坚信一旦开始吃，就不可能停下来。这当然不是真的。让我证明给你看：当你正在吃一块比萨或者第二块鸡块的时候，如果我拿枪指着你的头，你会不会立刻放下手中的食物？如果有人说，只要你不在周六晚上约会的时候，打开冰箱拿出摩卡布朗尼冰激凌吃，他会给你5000美元，你难道不会欣然接受这笔钱，把冰激凌抛之脑后吗？

也就是说，当你正在吃或者想要吃东西的时候，**如果有对你而言更为重要的事情，你完全能够停下来**。需要证据吗？当你坚持节食的时候，你难道不是经常克制自己不吃东西吗？这是因为你一想到食物，就会想到对你而言更渴望的事情：减重或保持身体健康。

想用其他行为代替进食，需要一个能够让你瞬间屏蔽食物的念头，让你得以全神贯注于对你而言更重要的事情——你的健康、自豪感、家庭、合适的身材，或实现价值。重复获得不选择暴饮暴食带来的奖励，会让你意识到在食物之外，有许多东西其实是你更加渴望的，你只是不曾像想要吃东西那样想到它们。

当你没有被吸进暴饮暴食的旋涡中，或在暴饮暴食途

144

中停下来的时候，那种**自豪感**，便是奖励之一。我知道，自豪感也许对现在的你而言并没有那么重要。作为奖励，自豪感看起来也许不可能跟一个羊角包或者一袋薯片一样具有同等的效力。在第8章中，你会发现自豪感其实是你一直渴望的东西。至于现在，请你明白，你无法停止暴饮暴食的原因之一，就是当你在饮食方面表现不错的时候，你没有说一些好听的话在情感上**奖励自己**。不仅如此，一旦开始暴饮暴食，你还会对自己非常、非常、非常严厉。想要停止暴饮暴食，你需要大声歌颂自己的壮举——我没有去吃，或没有继续吃下去。你只需要百分之百专注于自己最终放下了食物，而不是把注意力放在开始了一次暴饮暴食。

　　不管是中途停下来，还是继续吃光所有东西，对暴饮暴食的唯一合适的反应，就是让自己沐浴在慈悲和赞美之中。

- 我暴饮暴食是因为受到了伤害，无论我是否意识到这一点。
- 我很努力地想要停下来。
- 我比之前暴饮暴食的时候要成功很多。

- 暴饮暴食不是犯罪。

- 我还没有掌握足够的技巧让自己不去暴饮暴食，但我正在学习当中。

- 无论如何，我都很棒，值得被爱。

- 人无完人，我不是完美的，我没有吃掉的每一口，都代表着我的进步。

这会是你在暴饮暴食之后一直会对自己说的话吗？这是个反问句。我非常清楚你会怎么想，也完全了解你与自己对话的方式。我曾经和你一样，被食物控制，被食物牵着鼻子走，感觉完全无法控制我的进食。我明白苛责自己的话能够轻而易举脱口而出，而表达自我慈悲则像是在说一门外语。但除非你已经放弃尝试，否则你一定要尽早学会这样做。毕竟，你已经走过了批判、自我贬低和厌恶的道路，终于和这本书相遇，所以请试着对自己温柔一点吧。

暴饮暴食的根源，在于我们被困在一系列强迫思维及行为（obssessive-compulsive）中，强迫思维指的是对某事或某人产生侵入性想法（intrusive thoughts）。你越让自己纠结于那些想法，就越感到焦虑。最后，你变得烦躁不安，坚信只有做一些能够缓解痛苦的事情，才能从中摆脱。而一旦你做了这件事——对你而言也就是吃——你的焦虑就消散了。你可以认为那些想法孕育了你的焦虑，或者你的焦虑孕育了那些想法。为了减少强迫思维（想要吃东西）而采取的强迫性行为（寻找食物和吃东西）越多，它们之间的联结就越强。而你的行为一次次地强化了那些想法。

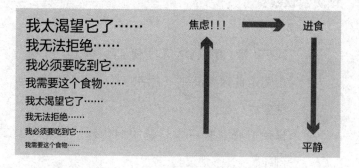

如果你愿意（通过自我舒缓或分散注意力的方式）接受这些想法带来的焦虑，它们最终会在你脑海中消失。一旦你做出那些行为（吃），而不是单纯地接受它们，再让它们过去，便会进一步加深两者的联结，你离恢复正常也就越来越远了。

记住，同时激活的神经元会联结在一起[2]。你的目标是分离那些饮食失调的想法，你可以感受到暴饮暴食的冲动，这并不意味着你必须要做点什么，你可以选择完全忽略这些想法，最终，那股冲动会因为你的无动于衷而悄然溜走。

你可以借助下面的自我对话，终结暴饮暴食行为。

## 预防暴饮暴食

1　我还不饿，所以食物不能满足我的需要。

2　想要用食物淹没那些情绪的背后，是怎样一种感觉?

3　暴饮暴食后我一定会感到很糟糕，这次也不例外。

---

[2] 原文"Neurons that fire together, wire together."源自神经科学中的赫布理论（Hebbian theory）。赫布理论解释了神经元如何组成联结，从而形成记忆印痕。"两个神经元或者神经元系统，如果总是同时被激发，就会形成一种'组合'，其中一个神经元的激发会促进另一个的激发"。此处可以理解为，如果你每次想到暴饮暴食，就开启进食行为，那么会因此形成思维惯性，从而难以摆脱暴饮暴食。——译者注

4　我有能力通过实际行动照顾我的感受和情感需求。

5　我可以看书/散步/睡觉/和猫玩耍/清理我的车/给朋友发短信/写日记/痛痛快快地哭一场，而不是去吃东西。

6　我会记下我当下的感受，希望有一天可以更好地应对那些情绪。

7　如果选择暴饮暴食，事后我一定会觉得自己很糟糕，感到内疚、羞愧、无助、悲伤、失望、悔恨、自怜和厌恶。

8　如果不去暴饮暴食，我会感到自豪、明智、欣喜、快乐、充满希望和有掌控感。

9　这样的行为到此为止，不是明天或后天，而是现在就可以停下来。

10　我可以不去吃，我可以不去吃，我可以不去吃。

11　我受够了暴饮暴食，因为我已经经历了太多次了。

12　我是个成年人，我可以接纳我一切的感受。

13　暴饮暴食的欲望终将过去，因为以前发生过，所以未来想要暴饮暴食的时候，那种渴望也会过去的。

**14** 我不会因为暴饮暴食而贬低自己。

**15** 任何人、任何事都无法强迫我现在去暴饮暴食。

**16** 我的行为由我自己掌控，而我的大脑告诉我暴饮暴食是一个糟糕的主意。

**17** 我是如此爱着自己，所以我根本不会去暴饮暴食，同时我也厌倦了这种与食物的斗争。

**18** 当我明天醒来，意识到自己没有暴饮暴食时，我会感觉超级好。

**19** 暴饮暴食的想法是一个障碍，我不敢相信它曾经是一个令人兴奋的想法。

**20** 暴饮暴食会伤害我的胃和自尊，并造成身体上的伤害和情感上的痛苦。

## 停止暴饮暴食

**1** 像末日来临一般把食物塞进嘴巴里实在是太疯狂了。

**2** 我现在完全有能力停止进食，所以我会停下来。

**3** 把食物（叉子、勺子）放下，现在、立刻、马上就可以做。

4 我要做三次深呼吸，然后给自己一个拥抱。

5 够了，我不想吃这个食物，我也不想再这样做了——永远不想。

6 我到底在干什么？我根本没有尝到食物的味道，这太愚蠢了。

7 我正在离开食物，瞧我是怎么离它们越来越远的。

8 嘿，朋友们，我现在要停止进食了。

9 醒一醒——看看你对自己做了什么。

10 我正在做的事情损害了我的胃，也伤害了我的自豪感。

11 把食物塞进我的身体是一种自虐，我拒绝这样对待自己。

12 没有什么魔法可以停止进食，我会把这些食物收起来。

13 它只是食物而已，我的大脑欺骗了我，让我误以为它包含了更多的东西。

14 我不是非得彻底完成我开始的一件事。

15 我已经受够了在饮食方面的全或无思维，从今天开始，我要退出"光盘俱乐部"。

16　我不会用暴饮暴食伤害我的身体和精神，因为我很爱自己。

17　我关心自己，我的进食行为对我造成了伤害，我很担心，我非常在乎自己的感受。

18　我正在用痛苦填饱自己的肚子，而不是用慰藉和快乐。

19　暴饮暴食不是一种有效的应对机制，所以我现在就会停下来。

20　我可以开始吃东西，也可以停下来。这很简单，我现在就可以做。

## 在暴饮暴食之后

1　木已成舟，我不会因为已经发生的事情责怪自己。

2　我想知道我为什么会这样做，我的感受是什么，这样做的目的是什么。

3　暴饮暴食后善待自己的感觉真好。

4　我依然像暴饮暴食之前一样，深深地爱着自己。

5　暴饮暴食是我当前能做的最好的选择，但下次我会努力做得更好。

6 我可以选择如何面对我的暴食行为，在善待和苛责之间，我选择善待自己。

7 下次遇到同样的情况，我能做点什么来预防暴饮暴食呢？

8 我会记录下来我的身体感觉有多糟糕，下次我就会记住这些感觉。

9 我还没有达到我在饮食上的理想状态，但总有一天我会做到的。

10 我会在今天接下来的时间里，对自己倾注大量的关爱，现在我就会去找点事情做，以展现我有多么关心自己。

11 直到我下次感到饥饿前，我都不会再吃东西了，而这段时间刚好让我能够享受生活中的其他事情。

12 我会阅读更多关于暴饮暴食以及如何停止暴饮暴食的文章。

13 写下今天的日记，会让我感觉好一些，也许我也能由此理解我的暴饮暴食行为。

14 我本可能会做很多比暴饮暴食更糟的事情来伤害自

己，所以我不会认为暴饮暴食就意味着我很糟糕。

15 暴饮暴食只是我过去在用的一种应对机制，而我一直在尝试更有效的方式。

16 我已经很久没有暴饮暴食了，我很自豪它成了一种罕见的行为。

17 我对自己的进食行为感到些许失望，但我很高兴的是我没有因此苛责自己。

18 既然我不能回到过去撤销暴饮暴食这件事，不如就让它过去。

19 暴饮暴食已经发生了，完成了，过去了，结束了，拜拜了，所以我会把这件事赶出我的大脑。

20 是时候给自己一份礼物，去见一位饮食失调咨询师了，让他帮助我停止暴饮暴食。

**想一想**

- 什么样的自我对话可以帮助你预防暴饮暴食的行为？
- 什么样的自我对话可以帮助你在暴饮暴食的过程中停下来？
- 什么样的自我对话可以让你在暴饮暴食之后得到情感上的安慰？

最后，在暴饮暴食的时候，对着镜子看自己吃东西是很有帮助的。我的客户反馈说，这样的方式会让他们清醒地看到自己正在做什么。此外，它提供了一种意识，让他们思考从外界的视角看待自己吃饭的画面会是什么样的。暴饮暴食的隐秘性赋予了它一种保护及诱人的感觉，而打破这种隐秘性自然就破解了它的魔法。你不妨试一试照镜子的策略。

在第6章中，你将了解到，好好吃饭其实是一种关怀自我的方式。你会惊讶地发现，在关怀自我方面的进步，也会促使饮食方面的改善——反之亦然。

## 案例：盖尔

41岁的盖尔是两个孩子的母亲，她儿子的咨询师把她介绍给我。盖尔的丈夫去年因肺癌去世，那般深深的思念让她抑郁。独自抚养两个孩子，同时在儿童服务机构全职担任个案经理，使盖尔在大多数时候都疲惫不堪。

孩子们的父亲，她的第一任丈夫，是个"没用"的人，几乎也不怎么出现在他们的生活中。她开门见山地告诉我，她一直有点胖，但自从她的"一生的挚爱"——第二任丈夫去世后，她胖了十几公斤。

她的女儿刚刚高中毕业，住在家里，因为想缓解家里的经济压力，找了个她并不喜欢的零售店的工作。盖尔八年级的儿子已经旷课好几个月了，并且正在接受心理咨询。但最让盖尔担心的是他成天和一群"坏孩子"混在一起，可能会染上吸毒和酗酒的恶习。

我觉得盖尔是一个坚强的女人，在育儿方面做得也很出色，但她认为自己是一个彻头彻尾的失败者。我眼中看到的是一个女人带着两个孩子，和一个虐待她的人（赌博输光了家里的钱）离婚，终于找到一个温柔、善良的男人，但最终又失去了他——即便如此，她仍在为了自己而战。

而她眼中只看到那些错误：选择嫁给了第一任丈夫，一个"男人中的失败者"，相信会与第二任丈夫幸福地度过余生，下班之后精疲力竭，没能多花时间陪伴儿子以让他走上正轨，也没钱让他参与课外活动。她甚至在女儿身上看到了自己身为母亲的失败，因为女儿高中毕业后没有上大学，而是选择了一份平庸的、没有前途的工作，仅仅是为了帮忙贴补家用。

盖尔对消极面的关注始于童年，她的单亲母亲让她觉得自己永远都不够好：为什么她考试不能拿到 A，只能得到 B？为什么她不能更受欢迎一点？为什么她就是不懂，如果瘦个四五公斤，她会更好看？……盖尔专注于消极的信息，因为她就是这样被教育的。她想减肥，但现在她要减掉的不只是四五公斤，而是十几公斤。她知道自己在进食方面可以做得更好，但食物对她而言，是最简单的慰藉方式。

她的自我对话里几乎没有一丝光亮，显然这阻碍了她改变自己的饮食习惯。

- 我永远不会变成自己期待的样子。
- 何必想要变得好看呢？谁会对带着两个孩子的老寡妇有兴趣呢？
- 如果我每天晚上连食物都无可期待，我便一无所有。
- 即便我掉秤了，也可能会马上复胖。
- 我根本没有时间和精力去健身房，办个健身会员又有什么意义呢？

盖尔几乎在每次的咨询中都会告诉我这周出了什么问题：她吃撑了好几次、女儿的车需要换新轮胎、她难缠的母亲想来探望她、她的儿子又被叫到校长办公室……我不得不努力让她明白，她得到了小小的加薪、享受了四天没有暴饮暴食的生活、她儿子的成绩终于回升了、她母亲只是来过夜。

以下是我为盖尔的生活和各种可能性提出的积极看法。

- 生活中的事情都是可以应对的，而且会变得更好。
- 我有许多值得高兴和感激的事情，尤其是我的孩子们。
- 我有时间和精力好好吃饭，滋养身体。
- 我会每天散会儿步，周末去社区中心的游泳馆游泳。
- 我完全可以在饮食方面做点什么，我一定可以的。

幸运的是，过往的思维模式是可以被打破的。盖尔明白生活有时很难，但也意识到沉浸于过去的负面想法、忽视当下的点滴成就，不仅会让生活变得更加困难，还会导致她难以取得任何成功。她对"假装直到你做到了"的概念嗤之以鼻，但答应会尝试一下。

第 6 章

# 饮食问题的终极答案

"甜言蜜语"的味道比热巧克力圣代更美妙

缺乏关怀自我和无效的自我对话是大多数饮食失调问题的根源。事实上，饮食问题本质上是一个关怀自我的问题。通常当你开始重视和欣赏自己的时候，饮食情况就会发生扭转，进食会变得更加可控，因为你与食物和身体的关系，都属于关怀自我的一部分。

在我对此展开进一步说明，以及讲解如何轻松地让自我对话变得有效之前，我想先解释一下我选择"关怀自我"（self-caring）这个提法的原因。你可能想知道为什么我不用"自我关怀"（self-care）这个词，毕竟这是人们在谈论对自己采取积极行动时常用的提法。

我觉得，自我关怀太过静态，而且有些过时了，它更像是一次性的或一系列没有联系的事件，比如用昂贵的古龙水或让自己做一次按摩。而关怀自我是一个**持续的、连贯的**过程。

在我看来，**善待自己不是一种刻意的行为，而是一种不可妥协的心态，我们选择这一系列的行为，是因为无法忍受任何不善待自己的生活方式**。我们的目标是让这些行为变得像呼吸一样自然，这需要在心中保持一种自我观（self-view）。

"我会一直尝试去做对我自己最有利的事情。如果这需要时间，让我厌烦，让我害怕，让别人出局，涉及努力，意味着翻天覆地的变化，可能会一团糟，或者必须面对全新的、充满挑战性的境遇，那又怎样？关怀自我有时可能会让我们无视他人的许可或需求，觉得自己很自私。可如果关怀自我就意味着要更多地对他人说'不'，而对自己说'是'，那又怎么样呢？"

关怀自我蕴含着源源不断的思想和行为，而自我关怀则是你停止和开始的一件件事情。自我关怀可以间歇地出现，而关怀自我是你系统的默认设置。你在地球上只有一项任务：竭尽所能地关爱自己。这并不意味着你会成为一个自私或以自我为中心的人，这只说明你是一个人，就像所有人一样。这本该是所有人一直以来应该努力去做的事情。在关怀自我的过程中，每一个决策和选择的基础，都是思考怎样才是对你来说最好的。

# 我们为什么要在意自己关爱什么？

让我们回到本章的主旨：缺乏关怀自我和无效的自我对话是大多数饮食失调问题的根源。当我们深深地爱着某样东西的时候，我们会把百分之百的关怀投入其中。如果爱一个孩子，我们会确保他得到一切帮助，让他茁壮成长。如果爱一辆汽车，我们会让它保持良好的车况并保证燃油充裕，使它处于一个绝佳的运行状态中。如果爱一只猫，我们会像对待一个人一样给它全部的爱。如果爱一份事业，我们会在工作中全力以赴。

**如果你深切地关爱一样东西，那么在它受到损伤时，正常的反应是感到难过不安。**例如，当你最喜欢的牛仔裤被染色且无法修复的时候，你可能会苦恼。当看到你的狗得了关节炎，一瘸一拐地走来走去时，你会难过得心碎。当你的孩子患水痘时，你会付出一切来让他感觉好些。你在烈日下摘杂草，在寒冬里给植物浇水，因为你的花园已经成为你的一部分，你觉得有责任让它保持生机。

反过来也是一样。当我们不喜欢某个东西或不在乎某件事时，我们通常不会花心思为它焦虑，也不会在意它变得如何。比如，舅妈送给你一件难看的毛衣，你马上就去衣物回收店处理掉了。你根本就不喜欢那个沙发，买下它仅仅是因为性价比高，如今它已布满污渍。多年来没有投入一分钱保养的老爷车，你只希望它尽早报废，这样就可以有正当理由买一辆新车了。你不在意历史成绩，认为研究过去已经发生的事情是浪费时间，因为你想成为一名艺术家。

**我们不会故意伤害或损害我们所关爱的东西。**我在美沙酮诊所①工作了6年，从来没有遇到过一个毒品（或药物）成瘾患者有过强烈的自我价值感。我不是说他们的吸毒问题只是源于缺乏自尊，我的意思是如果他们不曾怀疑自己是值得被爱的，并且更加重视自己，他们一开始就不会吸毒，也不会至今都无法戒掉毒品。看到他们在学会重视自我价值之后，能够更好地照顾自己的身心，真的很令人惊叹和欣慰。爱与关怀是相辅相成的。

---

① 美沙酮是一种人工合成的麻醉药品，可以用来治疗海洛因及鸦片的成瘾。美沙酮诊所为毒品（或药物）成瘾患者提供身心治疗和康复治疗。
——译者注

饮食失调的问题也是一样。当你不顾自己的缺陷和弱点（我们都有），全心全意地爱自己时，你绝不会像对待垃圾一样对待自己，因为这与你的感觉不一致。当然，你可能会想到鸡生蛋还是蛋生鸡的问题——是因为不够爱自己，所以才没有给自己足够的关怀，还是因为缺乏对自己的关怀，才导致自己觉得不值得被爱呢？

事实上，很多人早在记事之前，就学会了有意或无意地忽视自己。正如我在第1章中所说的，我们的父母如何对待他们自己，如何对待彼此以及如何对待我们，共同构成了今天我们实践关怀自我的模板。

如果你跳过了第1章，我鼓励你回去看看"内化"和"模仿"是如何构成我们的核心自我意识的，以及这种核心——不管是好是坏——是如何决定我们今天的思想、感受和情绪的。

缺乏对自我的关怀，会导致无效的自我对话，这两者是紧密相连的。如果你不在生活中善待自己，便不会努力激发出绝妙的自我对话。而无效的自我对话会导致关怀自我的缺失，这会让你对自己的感觉更糟，也不太可能去善待自己。提高关怀自我的能力可以停止这种恶性循环，使用有效的、强大的自我对话也有同样的效果——你更可能以高度认同自我价值的立场对待自己，从而产生一个良性的循环，不断提升对自己的爱和关怀。

当你学会用自我对话来管理情绪，关爱和尊重自己，逐步尝试动起来，并对自己保持慈悲心时，你会惊讶地发现你对自己的感觉有多美妙，你从中发觉的自我价值感，也会在饮食方面带来惊喜。关怀自我不是系在包装上的丝带，而是里面的礼物。因此，当你在关怀自我的某一方面有所成效时，你会在其他所有方面取得更多成就——包括饮食。

# 如何通过自我对话管理情绪？

　　情绪管理和自我调节是关怀自我的关键。经历过创伤、凌辱、忽视和其他虐待方式的人，往往都是由不太会关怀自我的父母抚养带大的，因此他们从来没有机会学习如何处理自己的情绪，尤其是强烈的情绪。所以，如今这部分人的饮食失调，实际上是他们**应对痛苦的一种方式**。

　　想要改变这一局面，你需要敬重自己。这是否意味着要傲慢自大、认为自己高人一等？不是的。这是否意味着要自私自利、忽略他人的感受和需求、确保事情总按自己想要的方式发展？答案依旧是"不"。敬重自己，意味着把自己视为一个独特的、不完美的存在而给予自己恰到好处的尊重，然后，因为这份尊重，你才会珍视自己，并照顾好你所珍视的一切。

　　以下这些有效的自我对话可以用来反思你的日常情绪。

**1**　　我能够处理好我的一切情绪。

2　情绪是正常的、健康的、普遍的，是帮助我们探索这个世界的。

3　感觉是源自内心世界向外传达的信号。

4　难受的情绪会过去，也会再回来，如同使我们快乐的情绪一样。

5　情感发达意味着有时需要承载强烈的情绪，它们会让我们感到脆弱，让我们屈服。

6　情绪没有好与坏之分，它是中性的。

7　情绪化进食并不会帮助我们成为一个"正常"饮食者或更明智的人。

8　情绪是可以被管理的神经生化反应。

9　体验一种情绪并不等同于沉溺其中。

10　我很好，即使当下被情绪问题深深困扰，我也会好起来的。

11　我能够和不舒服的感觉共处，并意识到它不过如此。

12　如果其他人可以不通过进食的方式应对情绪上的痛苦或压力，我也可以。

13　当不再需要用安慰性的进食行为来应对过去难以承受的情绪时，我会感到自豪。

**14** 我能够独自承受任何情绪，也可以向他人寻求安慰和支持。

**15** 当我借助食物来改善情绪时，它们并没有给我带来慰藉。

**16** 我宁愿选择体验当下难受的情绪，也不想在无意识进食之后，对自己感到失望。

**17** 我接受自己所有的情绪，不因感受到它们而评判自己。

**18** 我越是让自己练习体验这些难受的情绪，越是不惧怕再次经历它们。

**19** 我无法避免情绪上的痛苦，因为它总是存在于生活中，但我可以避免因情绪化进食以及逃避情绪所产生的痛苦。

**20** 因为情绪而感到受伤，或者向他人倾诉这份伤痛并不代表你很软弱。

# 如何通过自我对话让自己感到爱和尊重？

　　有些人会在自我感（sense of self），也就是体验及觉察"自我"中遇到困难。巴斯滕（Basten）和图兹（Touyz）给自我感的定义是："自我感可以被定义为一个能够掌控自我身心活动的独立且真实的个体的主观和持续体验。"他们还补充道，"在成长心理学、心理动力学和心理创伤的文献中推测，成长中遭遇忽视、无效家庭环境[2]以及创伤经历都会阻碍自我感的发展[3]"。

　　如果你感觉自己不真实、不完整，你可能会为了取悦他人或融入他人而压抑真实的自我，又或者可能总是希望掌控一切，觉得自己有无上的权力。你可能会觉得有很多

---

[2] 指孩子的感受、喜好得不到家长的呼应和认可，尽管身体可能得到了照顾，但孩子的内心是被忽视的。这样的家庭环境会增加一个人成长过程中的心理健康风险。——译者注

[3] Christopher Basten and Stephen Touyz, *Sense of Self: Its Place in Personality Disturbance, Psychopathology, and Normal Experience*, Review of General Psychology 24, no. 2 (October 2019).

个自我，不知道自己到底该以哪个为荣——是在学校成绩优异的你，还是晚上偷偷把食物放进房间的你？你可能也不知道自己应该爱哪一个——是一家成功公司的总裁，还是一个在孤独的时候总希望从冰箱里而不是伴侣或朋友那边获得慰藉的人？

如果你能改变自我感，并在他人面前重塑自己的态度或行为，你的自我对话方式也会随之改变。犯错、失败或承受苛责、抛弃或拒绝也许并不好受，但自我对话能够让你感到完完整整的自己，并且拥有一个坚实的身份认同，这是至关重要的。以下这些自我对话的例子，会把这些品质展现给你，并在你心中强化它们。

1　我爱我自己，尽管我会犯错。

2　即便是睿智和成功的人，也会失败或失误。

3　不论是成功还是失败，我对自己的爱都是一样的。

4　不论别人对我的评价是好是坏，我对自己的爱都是一样的。

5　我不能一边爱着我的身体，一边又用食物去虐待它，所以我选择爱自己。

6　把食欲和情绪分开，是自爱的一部分。

7  我对自己的食欲和情绪给予同等的尊重，因为它们都是为了提高我的生活质量。

8  不管别人用多么糟糕的方式对待我，我都会一如既往地爱自己、尊重自己，并且好好照顾我自己。

9  无脑进食曾经是我关怀自我的最佳方式，因为那时我还不知道有别的方法。

10  在学着关怀自我的过程中，我不需要做得尽善尽美。

11  我会根据他人对待我的方式，在人际关系中选择只和爱我并尊重我的人在一起。

12  我的自我价值、我是否值得被爱、我是谁，以及我吃什么、什么时候吃、吃多少，都由我自己决定。

13  当我能够更好地照顾自己时，我也会更加尊重自己。

14  爱和尊重自己，并不需要我变得完美（或吃得完美）。

15  我不会以进食情况来评价我的价值，因为这实在太愚蠢了。

**16** 每个人都会有每个人的问题，而我的问题恰好出现在饮食方面。

**17** 即便有时候爱自己感觉会很奇怪或陌生，但我还是会这么去做。

**18** 我完全有能力管理我的饮食。

**19** 当我情绪低落时，我可以向自己信任的人寻求安慰。

**20** 如果必须在自爱和无脑进食之间二选一，我会毫不犹豫地选择爱自己。

# 如何通过自我对话变得健康并拥有一个好身材？

聆听身体的声音进食以及选择有营养的食物只是关怀自我的一部分。如果你的身体健全，而你却没有让它动起来，那我会问你，为什么没有照顾好自己的身体？许多客户给我的回答是因为疲惫或懒惰，而我认为，正是因为一遍遍告诉自己这样的借口，导致他们产生了惰性。如果他们第二天醒来会对此有不同的看法，产生不同的自我对话，就可以激发他们动起来。

不管你的体形如何（就算你体重基数比较大，开展一项运动会更加困难），你的身体都需要呵护。你的皮肤需要防晒霜的保护，你的牙齿需要清洁，你需要接种疫苗、体检和筛查来保持健康和预防疾病。

如果你还没有进入关怀自我的状态，这里有一些基础的自我对话可以帮助你找到问题的根源——你不够重视自己的价值。

1　我接受我身体当下的样子，同时我也想要改善它。

2　为了获得身心的健康，我会更加关注健康而不是体重的数值。

3　我可以一点一点地、一步一个脚印地变得更健康。

4　我想变得更加健康，拥有更好的身材。

5　我对自己变得苗条和健康有着务实的期待。

6　当我关照自己的身体时，我感觉特别好，这本身就是一大成功。

7　我会找到自己的方式开展我喜欢的活动。

8　无论我的体重如何，我都会让自己动起来，并且不在意别人对我的看法。

9　如果有人觉得我这样的身材运动起来很奇怪，我会生气，而不是焦虑或羞愧。

10　无须像发疯一样去节食或运动，我也能够变得健康。

11　我打算去健身房或出去散步，因为活动之后我会感觉超级好。

12　成功的唯一途径就是不断向前迈出一小步。

13　我想要变得强壮、灵活，而且更加有耐力。

14 我会骄傲地出去运动，而不为之感到羞耻。

15 在健身房穿什么并不重要，只要我自己舒服就行。

16 我可以腾出时间让自己动起来，也会找到我喜欢
的运动方式。

17 如果健身房能够帮助我变得更健康一些，那么即
便我只是偶尔去一次，也并不会浪费钱。

18 一旦我养成了走路、骑车、跳舞、游泳、跳绳的
运动习惯，定期去做就会容易得多。

19 我会朝着更积极的方向迈出第一步，此后便不再
回头。

20 我打心底里想要变得更健康，并且我完全有能力
实现这件事。

# 如何通过自我对话培养对身体形象的自爱？

　　帮助一些体重基数较大的客户改变他们对自己的体形和体重的看法，是最困难的工作之一。除了那些体重基数大但又不在乎自己饮食状况的人，大多数客户寻求心理咨询都是为了减重或害怕体重反弹，毕竟我们的社会环境让所有人都痴迷于体重的数值。当我鼓励许多客户关注健康而不是体重时，他们会感到不安。有些人难以出门或很难像他们期望中的那样让自己动起来，他们觉得自己总是拖着一副沉重的身躯，而这一认知对他们而言根深蒂固。

　　不过，随着时间的推移，通过认识到这种社会环境中对身材的过度追捧，以及这对他们的生活造成的影响，我通常可以与他们一起，改变对身体的负面看法及认知，发展出支持他们达成目标的自我对话。

　　下面的自我对话给了他们一个机会来决定自己如何看待当下的身材，你会明白怎样的想法、词句和表达方式能够激励你善待和关爱自己的身体。

1   我们的社会环境对瘦和减重的痴迷是危险甚至毁
    灭性的。

2   无论我的身材如何，我的目标都是照顾好这副
    身躯。

3   不管别人说什么，我永远都可以选择如何看待我
    的身体。

4   没人能动摇我对努力减重又复胖的自己展现慈悲。

5   我受够了在镜子和商店的橱窗里看我自己。

6   我只关注身体的积极方面。

7   是时候考虑享受生活而不是纠结于体形了。

8   我很感激有一个能够为我做这么多事的身体。

9   我不会再盯着那些比我更瘦的人，然后暗自想着
    如果自己能变成他们就好了——因为我可以就做
    自己。

10  身材并不能代表我的全部，它只是我的躯壳。

11  如果人们不喜欢我的身材，那很可惜。

12  如果其他体形庞大的人能够享受生活，我也一样
    可以。

**13** 我会关注自己的身体能做什么，而不是它不能做什么。

**14** 我会想象自己拥有世界上最珍贵的身体，而事实就是如此。

**15** 我的身材和体重是我自己的事情。

**16** 如果有人说我需要节食，我会说他们需要去静修，学着成为一个更友善的人。

**17** 活着就是为自己感到骄傲，为自己的不完美和所有一切感到骄傲，别无他求。

**18** 棍棒和石头可以折断我的骨头，但言语，只有在我对其听之任之的时候，才能伤害到我。

**19** 真正重要的是一个人的内心。

**20** 每个人都有一个与生俱来的标签，试着与它共处。

---

**想一想**

- 别人说什么会让你感到被关爱？
- 在你的童年，有什么言语或行为让你感到被关爱？
- 你为什么不想要好好地关爱自己呢？

---

关怀自我就是把自爱付诸行动。自爱是驱动你的发动

机，而关怀自我则是确保你全速前进的轮子。无须等到确信你爱着自己，再开始关怀自我。相反，你可以先"假装"爱着自己，这是一个实测有效的激励策略。正如我在第3章中所说的，你不需要相信你所说的。只要说出那些话——一遍又一遍地说——随着时间的推移，你就会开始相信它们。这正是你过去学会破坏性自我对话的方式，而那些自我对话一直牵着你的鼻子走到现在。你不停地用其他人对你说的话来评价自己，最终对此深信不疑。可这些话是错误且具有伤害性的，它们也给你带来了身心方面的问题。如今你正学习的这些更为有效的表述方式，将成为解决这些问题的基础。

以你想要成为（以及想被看作）的样子行事，就会变成你期望中的那个人。你要做的不过是把自己看作是有价值的、是值得拥有一切的，然后给予自己一等的关怀——这没有任何问题，不是吗？

# 借助想象力强化有效的自我对话

你可以只是使用有效的自我对话，也可以通过增加一些语言的意象来提升它的效果。如果你的视觉化能力比较强，意味着你会以图像化的方式思考。即便你不是这样的人，也可以考虑使用想象力，通过明喻（simile）和暗喻（metaphor）在自我对话中添加视觉元素。

在明喻中，你会用"像"或"类似"来连接两个不同的事物。一个常见的例子是"像狐狸一样疯狂"或"像糖果一样甜蜜"。在暗喻中，你会说一样东西"是"另一样东西（省略比喻词），比如"她是一只狐狸"或"他是眼中的糖果"。别担心，你不需要成为语言专业的学生才能使用这些语言元素。

试试这样——想象自己像牛一样强壮。当我对自己这么说的时候，我能感觉到核心（肌群）在收紧，以及有一股力量从我的腿部涌上来。如果我继续下去，我会注意到我的肩膀抬高了，我坐得更直了，我的头高昂着。试着对自己说几次"我像牛一样强壮",看看会发生什么。体验之后,再试着对自己说"我像羽毛一样强壮"。

你是否注意到你感知中的矛盾、困惑,你的身体不知道该做何感受?显然"像羽毛一样强壮"不会有什么作用。"轻得像羽毛一样"才行得通。所以,如果你想感觉更强壮,最好不要想着羽毛在你的头上飘来飘去。而如果你想感到更加轻盈,就把牛留在它的牧场上咀嚼青草,看看天空中的鸟儿吧。

在催眠中,你有时会被要求在脑海中形成一个意象,以配合一个新的、积极的想法。对于一些客户,他们难以用语言来表达想要成为什么,我会使用这种技巧(虽然我不做催眠),要求他们想象出一个能够唤起他们想要成为的状态或想拥有的感受的意象。许多人会从大自然中选择:一只高高翱翔、俯视大地的雄鹰,一座高耸在平原上的山,一棵根深蒂固的树,一条流淌在石间的河流,一只凶猛而骄傲的狮子,一朵面向太阳的花,或者一只安详的、只想做自己的猫。

有两种使用意象的方法。一种是把你想要的特质列一个清单,然后把它们和对应的意象匹配,使用明喻或暗喻的方式把两者联系在一起。平衡、平和、冷静、脚踏实地、超然、强大、无法比拟、健全或明智，是一些值得追求的特质，你可以借此激发想象力。

另一种方式是想象食物和进食的感觉，看看大脑中会浮现出什么联想。你想像母亲哺育婴儿一样慈爱地滋养自己吗？你能把自助餐想象成只是一种选择而非必需品吗？有没有什么东西能够牵着你的手，带你度过黑暗的时期，提振你的心，在孤独的夜晚陪伴你左右，舒缓你害怕说话的那些不舒适感，或在你无意识进食的时候，分散你的注意力？

在我暴饮暴食的日子里，我经常会想象一根杂耍演员的手杖绕在我的脖子上，把我从冰箱旁边拽走。有时，我会把手指钩进衬衫领子里，把我从食物面前拉开。我的朋友在一家希腊餐馆点了saganaki——火烧芝士，当时我脑中立即出现的画面是，她盘子里沸腾的脂肪分子在冒泡（尽管我考虑后并没有和她分享这个想象）。我认识的一位治疗师告诉他的客户，把不必要的糖果想象成巧克力包裹的刀片。你可以想象脂肪球堵塞了你的动脉，或者糖像酸性物质一样侵蚀着你的牙齿。

有很多使用想象力的创造性的方式，这是你关怀自己的工具。记住，如果你目前的感觉不是积极的和有益的，那么就**把你想要的感觉告诉大脑，而不是告诉它你当下的感受**，把你当成这世界上最了不起的人一样（你本来就是）关怀自己。忽略当下的各种怀疑，专注于你一直想拥有的，与身体和食物和平共处——这并非什么过分的要求。

在第7章中，你将解决如何在社交场合与朋友、家人、约会对象或伴侣吃饭的问题。你会知道哪些自我对话可以让"正常"饮食变得无比轻松，而哪些让它变得困难至极。当你的自我对话从破坏性转变为建设性时，所有让你紧皱眉头的情况都会失去它的威力。

## 案例：帕特里克

帕特里克是一个32岁的手术室护士，因为强迫性进食向我寻求治疗。他是这样描述自己的情况的：但凡他有空能在医院的休息室里放松一下，只要看到食物，就会瞬间狼吞虎咽。他说，他可以一次工作几个小时，肚子咕噜咕噜地叫着，无视自己的饥饿感。而当他空闲下来，用帕特里克自己的话说，"我必须吃东西"。

每天晚上他下班回到家时，都会径直走向冰箱，即使他的狗在不停地吠叫着想要出去遛遛。他无法像一个"正常"饮食者一样，和他的伴侣"老老实实"地坐在一起看电视，每隔几分钟他就会跳起来去厨房拿一碗爆米花或麦片，或者做一些家务。

在我听到他的成长经历后，便开始理解他的行为了。帕特里克是家里6个孩子中的老大，父亲做着3份工作，忙得几乎天天见不到孩子，而母亲则靠酒精度日。一家人的生活很拮据，有时帕特里克不得不为他和他的弟弟妹妹向邻居乞讨食物。如果他的母亲找到为期一两个月的临时工，他就必须离开学校，待在家里照顾他的弟弟妹妹。饥肠辘辘是常态，但他会把仅有的食物给"小宝贝们"，而不是自己吃。

不出所料，由于严重的情感缺失和食物匮乏，帕特里克成了一个强迫性进食者，他无法感知饮食信号，以及身体和情感的需求，他的自我对话也反映了这些缺失。

- 当我看到食物，无论在什么情况下，我都无法拒绝。
- 如果我在不饿的时候不去吃东西，那么当我没有食物、肚子又饿的时候，我可能会后悔。
- 总有事情要去做，所以我如果只是坐着放松是不对的。
- 食物和吃两件事淹没了我的大脑，我甚至无法思考其他事情。
- 生活中我不可能拥有所有我想要的，但我随时都能拥有食物。

帕特里克一直以来对食物的脑回路，就像他还是一个缺乏爱和营养的孩子一样。我们讨论了他成年后大脑如何对他的生活做出不同的回应，借此来更新它的脑回路（和自我对话）。因为小时候总是肩负太多的责任，他很难停下来专注于自己。而每当他试图这样做的时候，他就会感到内疚、焦虑和羞愧，然后选择用吃东西压制这些感觉。为了让他放弃强迫性进食，成为一个"正常"饮食者，他的自我对话需要允许自己放松，什么都不做，用心关照自己而不是他人。此外，还需要让他建立足够的安全感，知道食物随时都可以吃得到。经过努力，他选择了下面这些表达和想法。

- 我享受属于自己的时光。
- 食物是充足的，只要我想吃，随时都能吃到。
- 当食物在我身边时，我可以选择吃或不吃。
- 我尊重自己的需求，就像尊重别人的需求一样，因为我的需求和别人的需求一样重要。
- 我的食欲信号会让我知道什么时候饿，什么时候不饿。

只要帕特里克活在当下，不让他过往的记忆占了上风，他自然会在饮食方面做得更好。当他把心思放在自我安抚上，并且对改变习惯性思维和行为过程中的不适感稍加忍耐，那些强迫性行为和焦虑感就会消失。

随着时间的推移和不断的练习，他过往的那些毁灭性的自我对话，将被积极的自我对话取代。这些积极的自我对话也会成为帕特里克与食物、与自己以及与他生命中重要的人建立更健康的关系的默认状态。

# 第 7 章

# 和他人一起吃饭时，
# 该对自己说什么?

被咀嚼声围绕的时候，我根
本听不到自己思考的声音!

与他人一起吃饭，本应该是一种愉快的经历。毕竟，"进餐"的古语（breaking bread，掰面包）是关于分享和友谊的概念。然而对许多饮食失调者来说，这是一场关于自我意识、羞耻、嫉妒和极端焦虑的试炼。有进食问题的人，在聚餐中往往会把自己推向体重、食物选择及饮食分量的审判台，而不是享受他人的陪伴和食物。

令人遗憾的是，与朋友联络感情的时刻，很容易变成痛苦和绝望的噩梦——以及因焦虑不安而引发的暴饮暴食。

如今，社交活动经常围绕着食物进行，使得问题变得更加严重。在人类的历史中，人们促膝长谈的场景里都少不了一杯茶或咖啡，并且乐于让眼前的这杯饮品能够一直喝下去。有时，食物也会参与其中，甚至作为最重要的元素存在。然而我们的注意力并不会放在饮食上，而是专注于社交互动。

当人们一起吃饭时，大多是在他们的厨房或餐厅。这意味着食物的选择和分量都是有限的。如今有太多的食材和烹饪方式，我们花在考虑吃什么和不吃什么上的时间，实际上和我们大快朵颐的时间一样多。

在今天的社会中，不管是大型聚餐还是小型聚会，似乎食物才是重点，而人与人之间的交谈只能在吞咽之间见缝插针。不仅如此，如果你打算外出用餐，早在你到餐厅之前，食物就已经成为一切的焦点——当你们想要就见面地点达成一致的时候，会先在线查看菜单，或者认真对比几家餐厅的菜品。接下来，当你到达餐厅，也并不会立即与朋友或家人分享你有意思的新消息（结婚、离婚、搬家、生孩子或升职），而是花半天时间在菜单上漫游，认真思考什么是"可以"吃的，什么是"禁忌"。然后讨论你们的选择，向服务员咨询，了解哪道菜比较好或者哪道菜是新品，并为你脑中备选的菜品获取一份配料清单。这听起来似乎不是一件有意思的事情。

如果你觉得自己无法参与一场不以食物为核心的社交活动，这并不是你的问题。如今，专业研讨会上有早餐或午餐提供，观看体育赛事也可以自带或购买零食，甚至现在还有边看电影边吃饭的电影餐馆。曾经和我一起短途徒步的朋友，觉得必须带点什么跟大家分享，而不能只打包携带自己要吃的零食。更不用说在晚餐后参加的两个小时董事会会议上，一定会有水果、三明治或糕点摆在那里，就好像我们在学习或谈论工作时，如果不给脑细胞喂点吃的，它们就无法正常运作。

# 为什么对于饮食失调者来说，参与聚餐是如此困难？

社交聚餐也许会比单独用餐困难得多。一方面原因是我们在聚餐时，更关注自己的发言或倾听他人的观点，较少关注食欲信号并做出调整。当我们感到饱了，同时又看到其他人依然在吃，也许会想，"哎呀，管他呢"，然后把盘子里剩下的东西吃光，就像其他人一样。另一方面，吃下"禁忌"的食物，可能会导致饮食失调者对他们心中"应该"和"不应该"吃什么感到失控，从而否认自己的快乐。这并不只是因为在餐厅聚餐，无论你在谁家吃饭，真正的问题是你无法控制摆在你面前的是什么，你担心可能会吃"错"东西或者吃得太多。

不过，也有一些饮食失调者说自己和别人一起吃饭的时候会比独自进食做得更好。他们通常属于寻求认可或讨好型的人，很在意其他人对自己的每一口做何评价。而和别人一起吃饭会让他们感到安心，因为这有助于让他们保持"正常"，防止自己在餐厅吃他们认为"不应该"吃的食物。他们把一同就餐的人视为约束自己食欲的社会控制机制。对他们来说，当独自在家或一个人在有食物的房间里时，更容易出现进食方面的麻烦。

社交聚餐的主要问题是我们几乎没有时间考虑自己的食欲。我们最终只会关注食物，而不是身体试图传达的食欲信号。品尝美食的思考被周遭的闲聊和群体思维淹没，我们不知不觉地回到了旧习惯或干脆选择吃其他人吃的任何东西。如果没有在聚餐时将食欲信号放在意识前沿，通过有意义的内心对话，引导自己明智地进食，我们便会放弃自身的独立性，由此产生的想法和自我对话，也会导致我们离"正常"饮食越来越远。

# 我和朋友一起吃饭有什么问题？

我们的朋友们各不相同，他们的饮食方式、习惯以及对食物和身体的态度也不同。大多数人身边，通常都有属于长期节食者、"正常"饮食者或无脑饮食者/过量饮食者的朋友。

此外，身边的朋友也并不是一直都用同样的方式吃饭。在大多数情况下，"正常"饮食者通常根据食欲进食，尽管他们偶尔会吃撑或没吃饱。一些限制性饮食者（又称长期节食者）会计算热量、脂肪含量，或者避开高热量、高脂肪的食物。还有的朋友可能会尝试一周"原始人饮食法①"，再禁食一周，然后在下一周又会吃掉目光所及的所有食物。也就是说，有些朋友有严重的暴饮暴食

---

① 原始人饮食法认为当今很多疾病是因为现代的饮食方式导致的，所以提倡遵从原始人那样依靠原始农业和狩猎采集食物为生的饮食方式。但研究表明，它在疾病控制和减重方面收效甚微，还易导致营养不良。
——译者注

问题，有些则在极端节食，和他们一起计划外出就餐时，我们永远都不知道他们处于哪个状态。

遗憾的是，这会打乱我们自己的饮食方式。也许我们以为朋友们正在贯彻"清洁饮食②"，于是也打算这么做，结果朋友点了一盘炸蛤蜊和洋葱圈。又或者，也许我们已经准备好大吃一顿，打算明天再开始节食（明天指的是下一个周一），结果朋友点了一份不加酱汁的沙拉，只吃了一半还要打包！除非你能够一直遵从自己的食欲，否则朋友们的饮食方式很容易扰乱你原本的饮食计划。

和同龄人一起聚餐时，会常常被恼人而又无处不在的饮食和体重话题困扰。最终我们不是在一边用心享受食物，一边谈论我们的生活，而是在不停讨论当下流行的饮食法，表达对体重上升的失望之情，还有在饮食方面的挣扎，以及我们有多"糟糕"。哦，当然也会互相鼓劲。这类讨论很少会深入到我们因饮食失调而感到的悲伤和绝望，因为说自己"做得糟糕"比表达"感到难过"要舒服得多。

---

② 即坚持自然饮食，包括素食、无麸质饮食、碱性饮食等一系列低糖、低脂、少盐饮食。——译者注

此外，我们也许还会有一起暴饮暴食的朋友。在我大学期间，以及二十多岁的时候，我就有为数不少的"暴食之友"——我很欣慰的是，他们如今吃得"正常"多了。那时，即便身边没有食物，只要和"暴食之友"待在一起，我就能感受到那种对食物的狂热。而狂吃那些不健康的零食和甜食（比萨、薯条、爆米花、冰激凌和生日蛋糕）让我们感到亢奋。这种期待和兴奋会导致多巴胺飙升，所以我们忽略了一个事实——我们完全清楚，在这场盛宴结束后，我们一定会感到胃痛，而且会觉得自己很糟糕。在那时，我可以坐着吃掉1升冰激凌，同时很奇怪地为此感到骄傲，尽管吃完之后我会难受好几天。

在我的前半生中，食物对我的影响是全面的、彻底的、残忍的。而当我和其他有类似倾向的人在一起时，拒绝胡吃海喝的难度会成倍提高。暴食者之间的关系简直太奇怪了。我们因羞耻联系在一起，就像小偷和杀人犯一起做了肮脏的勾当后对彼此的感觉一样。这并不是说我们的所作所为是不道德的或有罪的，但即便几十年过去，那些暴食派对似乎依然是可怕的、难以忍受的，以及浪费时间的。

# 与他人共同用餐会带来什么影响？

如果我们对他人的感知或判断的反应比对自己的食欲
需求的反应更强烈，那么和朋友一起吃饭就可能会把人逼
疯。我们会时刻保持警惕，觉得自己的行为被放在了显微
镜下，而失去了对饮食的理性思考。

以下是作为饮食失调者（用 😟 代表）的你可能会进
行的一些自我对话，以及"正常"饮食者（用 ☺ 代表）
在同样情况下可能会说的话。

😟 我已经花了太长时间纠结要吃什么了，所以我干
脆就和别人点一样的吧。

☺ 即使我比其他人花的时间长一点，我也想弄清楚
什么食物才能让我满意。

😟 其他人都点的主食，如果我只喝一碗汤，真的可
以吗？

☺ 我不是很饿，所以我想我只要一碗汤就行了。

☹ 如果只有我吃甜点，其他人没有吃，大家会怎么说？

☺ 这家店的提拉米苏很有名，所以我会吃一点或者看看是否有人愿意和我一同分享。

☹ 我厌倦了讨好他人。我要试着吃一些我真正想要吃的东西。

☺ 那么，菜单上哪道菜看起来不错？

☹ 我受够了沙拉，但我不想让人们认为我不在乎自己的体重，所以无论如何我都会吃一份。

☺ 我吃腻了沙拉，所以让我们看看菜单上还有什么。

☹ 我对要吃什么感到焦虑，现在什么都不想吃（更不用说当着大家的面吃），所以我会点一份开胃前菜，稍后回到家再吃正餐。

☺ 美食、好友——还有什么比这更好的呢？

☹ 我都这么胖了，吃什么没关系的。

☺ 不管我的身材如何，我总是想要好好滋养我的身体。

☹ 我的朋友们不会在意我吃的东西对我不好，因为他们也在做同样的事情。

☺ 我的朋友们可以照顾好他们的饮食，我也会照顾好我的饮食。

☹ 我明天一定会努力在饮食方面做得更好，而今晚，我只想和我的朋友们玩得开心。

☺ 我可以让自己吃得健康，同时和朋友们玩得开心。

☹ 我不知道我的朋友们面对食物是如何做到如此自律的。我永远无法像他们那样吃东西。

☺ 不管别人怎么做，我都会尊重我自身的食欲和需求。

☹ 我会看看其他人在吃什么，然后再决定我想要什么。

☺ 我应该吃我真正想吃的，而不是其他人在吃的。

☹ 我不想就配料问题打扰服务员，所以就由它去吧，希望一会儿我吃到的食物不会太咸。

☺ 我会向服务员确认配料，这样我点的食物就不会太咸了。

☹ 我的这一餐已经因为吃下前菜的炸奶酪搞砸了，所以这顿饭还不如就放飞自我。

☺ 不管我之前吃了什么，此时此刻是全新的，我可以选择我想要什么。

☹ 我的朋友们总是看着我在吃什么，所以他们一定在评判我，认为我吃得太多了。

☺ 我的朋友们也许只专注于他们自己的饮食。

☹ 大家都已经没有在吃了，我也有点饱了，但我不喜欢让盘子里剩下食物。

☺ 我吃饱了而且吃得很开心，我要拿一个打包袋把剩下的食物打包。

☹ 我要在这家餐厅点一份热量最低的小菜，然后再点一大份甜品。

☺ 我会看看自己是否还吃得下甜品，以及菜单上是否有我喜欢吃的。

☹ 我可以打包带走，但我正在吃的实在太好吃了，我只想继续吃下去。

☺ 我会停下来，等下顿再享用这些剩下的美食。

☹ 这些关于节食和热量的话题都让我焦虑不安，但如果我试图改变话题，朋友们会生气的。

☺ 又在讨论节食。我来抛出一个更有趣的话题吧。

☹ 我午餐吃得太饱了，甚至不想吃晚餐，但在餐厅不点东西看起来会很蠢，那我就点一份小菜，然后只吃一点点。

☺ 谁会在乎他们对我吃什么或吃多少的看法？

☹ 我现在会吃下很多当作早午餐，直到明天都不再吃东西。

☺ 我吃到满足就停下来了。

# 和家人吃饭时，如何让自我对话保持理智？

嗯，我似乎听到了一声叹息。

和家人一起吃饭——不论是原生家庭还是再生家庭③——对一个饮食失调者来说可能会有巨大的压力。所有的烦扰、刺激、挖苦、挑眉、喋喋不休和那些没说出口的话，都会让人反感和恼火，即便对于那些接纳自己饮食方式的"正常"饮食者也是如此。但对于饮食失调者来说，家庭成员如何看待和对待你的体重和饮食选择，可能是压垮骆驼的最后一根稻草。

但你并不是非得做那只骆驼。决定我们如何在食物面前回应家庭成员评判的不是体重、童年经历、人格障碍或压力——自我对话才是决定性因素。当然，自我对话是基

③ 原生家庭指一个人出生、成长所在的家庭，一般包括父母、兄弟姐妹、爷爷奶奶、外公外婆、父母的兄弟姐妹等家庭成员。其中，对一个人影响最大的是父母，其次是兄弟姐妹。再生家庭指一个人长大成人结婚后，所建立起来的新家庭，包括伴侣、孩子。——译者注

于信念的，因此，拥有功能性的认知是建立积极的自我对话的基础。重要的是提醒自己，你能够应对家庭成员提出的任何关于饮食或体重方面的意见，他们的本意是好的，但问题在于他们认为自己比你更了解你的身体需要什么。

与家庭成员的冲突包括评判你或他人的饮食或体重，试图通过明讲或暗示引导你离开食物，或将你推向某些食物，并使用肢体语言（愁眉苦脸、翻白眼、怒视、叹气），表明你的身材或正在放进嘴巴里的东西有什么问题。

大多数饮食失调者成长的家庭环境都存在某种饮食失调的情况。你就是这样成了有饮食问题的人——母亲努力坚持节食，也想让你跟她一起，因为她担心你的体重也会和她一样增加。父亲总是强迫你和他一起出去跑步，以此保持身材。当你拒绝把奶奶做的家常菜打包带走的时候，奶奶觉得被冒犯了。爷爷公然说你吃得太多，哥哥取笑你太胖了，没人愿意和你约会。

又或者你的家庭并没有规定什么食物是有营养的，你的大部分饭菜来自罐头、料理包或快餐店。在家吃饭的场景都是对着电视，或者宁可对着电脑的屏幕用餐，也从不会考虑安排一顿烛光晚餐放松心情。全家人从来没有讨论过营养和分量，既然每个人都试图通过食物来获得快乐或减压——那你还不如加入他们。

　　家庭成员关于饮食和体重的观点有多种来源。要知道，你的家人也参与了关于食物和理想体重的自我对话和讨论，有些内容是积极的，有些是消极的。他们当然也不是每天早上一睁开眼就想着如何向你灌输他们对这个话题的观点。但是，父母或亲戚的讨论及行为会潜移默化地影响着你，你甚至没有意识到自己正在被影响。大多数时候，他们的想法就只是他们能想到的，因为他们也不知道更多了，而他们所说的，是源自对你的爱，想要给你最好的一切。真的就只是这样，不存在什么要破坏你和食物关系的阴谋。

　　如果你足够幸运，那么你的家人会和你一起日渐成熟，开始管好自己的事，而不是关注你的饮食和体重。可惜的是，根据我的经验，许多父母（和亲戚）会继续向他们的成年子女提供不必要的建议，告诉他们该吃什么，以及他们应该是什么体形，而这样的行为会让已经长大成人的子女感到惊慌失措。更糟糕的是，你从小到大，已经把家人对你的评价以及所有的一切印在你的脑海中，以至于你把它们和真相混为一谈了。

　　这些认知只能有意识地进行修复。例如，当我十几岁的时候，站在镜子前，我的母亲经常会叹气并告诫我说："你应该从后面看看自己的样子"，暗指我的蜂巢发型或短裙。那么，如果我不努力把它挡在意识之外，你觉得我现在每天出门前对自己的最后告诫会是什么？我一定会从背后检查一下自己的形象。这便是所谓慈母般的善意忠告。

为了抵消童年影响和文化洗脑，让我们（跳出自己的身份）像对待一个朋友那样，看看在面对家人讨论食物或体重时，可能出现的不健康的自我对话（用☹代表）与健康的自我对话（用☺代表）。

☹ 我的体重比上次见到父母时增加了，他们一定会不开心。

☺ 如果我的父母对我的饮食或体重发表意见，我会把这归因于他们对我的担忧，并礼貌地拒绝参与这个话题的进一步讨论。

☹ 在家人面前进食让我太焦虑了，我的饮食状态会比之前糟糕得多。

☺ 当我感到焦虑时候，我可以从家人面前短暂离开一会儿，深呼吸，想象自己在他们身边很平静。

☹ 姐姐想谈谈她最新的节食计划，我只能听着，即使我厌倦了这个话题的讨论。

☺ 如果姐姐提到她吃什么或不吃什么，我就换个话题。

☹ 当我和家人在一起的时候，最好不要吃太多，这样他们就不会认为我不在乎我的体重。

☺ 我会遵从自己的食欲吃饭，不去担心任何人的想法。

☹ 我知道我在食物面前会表现得很糟糕，但我真的控制不住。

☺ 我会倾听来自食欲的信号，并据此进食。

☹ 如果我不跟表弟一起出门大吃一顿，他会不高兴的。

☺ 我会告诉我表弟我已经不再胡吃海喝了。

☹ 当我和家人在一起的时候，我不能拒绝一切款待。

☺ 我会有意识地想吃什么就吃什么，想吃多少就吃多少，并为自己感到骄傲。

☹ 如果我和家人去我最喜欢的餐馆吃饭，那么我明天就得开始节食。

☺ 如果我和家人去我最喜欢的餐馆，我会像往常一样注意我的进食选择。

☹ 我不能拒绝和家人一起在电视机前吃甜点，尽管我知道这会导致我吃撑。

☺ 我不太喜欢在电视机前吃东西，所以我会拒绝甜点，或者如果想吃的话，我会等到我能更专心地吃的时候再吃。

☹ 晚餐时我会表现好一点，如果有我不想错过的食物，我会像以前一样把食物偷偷带到我的房间里。

☺ 我会在家人面前享用我想吃的食物。

想象一下，当你和家人在一起时，说出那些积极的、健康的自我对话会怎么样。

你会感到多么自由和自豪。把每一个词句都想象成对大脑的深度按摩，使得你的思维和行为朝着积极的方向转变。

当然，你现在可能会告诉自己，"我不可能说出所有这些话。我会觉得很尴尬。我不想自找麻烦。"

为什么不试着对自己说："我能做到。作为一个成年人，当我和家人在一起时，我会按照我的意愿去思考或表达——我喜欢这样做的感觉，这也是我关怀自我的方式。"

我保证，你的自我对话会随着每次你在家人面前练习而逐步改善。每一次你都会比上一次做得更好。最终，你在家人面前的行为和说话方式会变得更加积极和健康。想想都觉得很酷。

---

**想一想**

- 你觉得最困难的社交聚餐是什么情景？
- 你希望自己如何看待社交聚餐？
- 在社交聚餐中，哪些习惯能帮助你放松？

# 处理饮食和感情问题的秘诀

约会本身带来的压力已经够大了，不需要再把食物也扯进来。在和你喜欢的人一起吃饭时，你最不想看到的结果是，因为对食物的担忧而搅乱了约会。

事实上，大多数人都会对约会感到焦虑，有些人甚至会向约会对象坦白自己的焦虑。所以，如果你有点紧张，那很正常。试着想想在其他地方用餐的感觉，并以此调整你的自我对话，确保它们能让你感到放松，而不是加剧你的恐惧。

如果你习惯于担心自己的体形或体重，要试着把这些想法放一边，保持一个放松的心情。许多体重基数大的人都担心约会对象因为他们的体形而不喜欢他们。他们陷入了被拒绝的噩梦，很难放开做自己。诚然，和你约会的人可能会因为你的身材而忽视你——当然也会因为许多其他的原因。你不能控制他或任何人对你的反应，但你可以控制你的想法。

你可以把焦虑、消极的自我对话（用☹代表）换成平静、积极、自爱、尊重的自我对话（用☺代表）。

☹ 我比约会网站上的照片看起来重十几公斤，他一定会很失望。

☺ 在一段感情中，我可以提供很多东西，而这才是我想要展示给他的。

☹ 当我出去约会的时候会很紧张，我一定会吃撑。

☺ 我镇定自若、充满魅力，并且是个有趣的人，我可以很好地应对食物。

☹ 我不喜欢和不认识的人一起去新开的餐馆。因为我会花很长时间想清楚要点什么，而他们会认为我很奇怪。

☺ 我会提前在网上看好菜单，让自己清楚可以点什么东西吃。

☹ 因为我的身材，他一定会盯着我吃的每一口，这让我怎么能够正常吃东西，或者放松下来呢？

☺ 我允许自己享受食物，也允许自己吃得健康，所以我会专注于让自己有意识地吃东西，而不是他对我的看法。

☹ 如果他为我做了一顿丰盛的晚餐，而我吃得一干二净要怎么办？他会怎么想？

☺ 如果我吃得很多，他会觉得自己是个很棒的厨师！我会专注于我的食欲，而不去纠结其他任何事情。

☹ 我会告诉他我的节食史，这样他至少会知道我曾努力减肥过。

☺ 我过往的节食经历是我的事情。我不需要向他证明什么。

☹ 我看到他在偷瞄更瘦的人，他肯定更想跟那些人在一起。

☺ 他和我在一起，我不会因为焦虑而破坏我的幸福。

☹ 我知道我有很好的品格，但它们对我的身材来说毫无意义。

☺ 我有很多极佳的品质，无论我是怎样的身材，都值得被爱。

☹ 我想要再见到他，但这不会发生，因为从长远来看，他只会认为我对他来说太胖了。

☺ 如果他想要再一次约会，我会赴约，并做最好的设想，直到情况有变。

当你处于饮食失调的状态时，身边有一个伴侣通常会更让人不轻松：他唠叨你是因为他爱你。他试图只做健康的菜肴——担心如果任由你在饮食上自由发挥，会导致你第二次心脏病发作。每当这时，你应该提醒自己，你正在和一个非常爱你、关心你的人在一起。如果你的另一半不是这样的人，那么要么考虑改善伴侣关系，要么尽早摆脱这一切。人生短暂，当你应该得到更多时，你不该忍受这些。而且，在太多的情况下，被伴侣虐待可能也是你情绪化进食的原因之一。

在一段关系中，会有许多微妙或显著的互动，它们会对你评价体重或对待事物的方式产生积极或消极的影响。

有时这些影响也来自你的推动，因为你向伴侣传递了双重信号。你可能要求他只做有营养的食物，却又会偷偷吃零食。或者当你想要戒糖，而他坚持在家里只为自己和孩子们保留甜食时，你可能会一边抱怨，一边又偷偷把它们吃光。

你们可能都有饮食方面的问题，也会在不经意间发现，一个人吃得更"正常"会破坏一起"摆烂"的乐趣。你或你的伴侣（或你们双方）也许会更关注对方的问题，而不是自己在食物或其他成瘾方面的麻烦。你的伴侣可能会担心如果你瘦下来，便会离开他，也可能希望你瘦一点，因为想要满足些许虚荣心，向外人展现他可以得到一个世俗眼光中的辣妹/帅哥。你也许会拒绝和伴侣发生关系，因为你觉得自己太胖了，不能让他看到你的裸体。

注意：在食物方面取得进步，会让你的自尊心和权力感发生重大的变化，而这可能会间接伤害到你和另一半的关系。谁都不能保证你们两人都能一起成长、成熟和改变，但这也不是不让自己全身心投入治愈饮食问题的理由。如果你对自己感觉更好，你可能会怨恨伴侣在食物和其他问题上的虐待（通常是长期的）。有些时候，你的伴侣会愿意并且能够和你一起更健康地成长，你们的关系也会得到升华。另一种可能是，他不愿付出努力，又或者根本无法做出能够维系两人关系所必需的改变。这种情况在进食恢复的过程中并不罕见，而且可能会导致一段关系的结束。

有的自我对话会让你的饮食问题持续存在（用☹代表），但也有一些能够帮助你在长期关系中，让饮食和身体变得更健康（用☺代表）。

☹ 我不怪他冷淡我，就我这样的身材，换作我，也不

210

会有兴趣。

☺ 无论我的身材如何，我都值得被爱。体重基数大的人可以拥抱，我为什么不可以？

☹ 因为我的体重，他羞于跟我一起出席社交场合，也不好意思把我介绍给其他人认识，我不怪他。

☺ 体重基数大的人有权得到重视和青睐，也有权去任何他想去的地方。

☹ 我没有意志力戒掉某些食物，所以我会要求他阻止我吃它们。

☺ 对于吃什么和不吃什么，应该由我自己负责，如果让他控制我的饮食习惯，我只会怨恨他。

☹ 我担心如果我瘦下来，会想要结束这段不幸福的婚姻。

☺ 如果这段关系无法让我幸福，我会寻求帮助，看看它是否有得救，如果没有，我会结束这段关系。

☹ 如果他变成了一个"正常"饮食者，而我没有，我就会被落下。

☺ 我想成为一个"正常"饮食者，有很多重要的原因，包括和他在一起。

☹ 我不喜欢他取笑我的体重，但我不能怪他。

☺ 我不应该因为体重被取笑，我会告诉他这将伤害到我，并且我希望他不要再这样做。

☹ 他担心我体重问题的样子让我有一丝窃喜，因为这让我知道他是关心我的。如果我没有饮食问题，他如何表达他的关心呢？

☺ 我不需要通过自己的问题让他来关心我。我可以告诉他其他表达关心的方式。

☹ 如果我减重成功，我会像上次瘦下来一样出轨。

☺ 我可以瘦下来，同时保持对他的忠诚。我也许需要找个咨询师帮助我做到这一点。

☹ 我喜欢和他一起出去吃饭，因为我讨厌做饭，但我害怕餐馆里菜单上的各种诱惑。

☺ 我想在饮食方面做得更好，而频繁外出就餐无法帮助我实现这一点，所以我会和他讨论看能不能多在家自己煮饭。


我希望你能看到积极的自我对话是如何赋予你力量，并帮助你在亲密关系中成为独立个体的——做你自己的主人。以上这些有效的自我对话，来自诚实地面对自己和不断地自我探索。自我探索是恢复"正常"的一大步，因为在情绪方面变得更健康，不仅事关改善你与食物的关系，它还包括了解你想要成为怎样的人，然后朝着那个方向前进。

## 自助餐和派对上，我真的可以做一个"正常"饮食者吗？

即使是那些和朋友、家人、恋人或伴侣一起吃饭时能够让自己做到健康饮食的饮食失调者，被邀请参加提供很多食物的活动，也会感到恐慌。他们默认的那些消极的自我对话，会在第一时间接管一切。"我不想去……我会胖10斤……这会毁了我已经取得的成果……哪怕只是想想那些食物都会让我焦虑……我去年已经推脱过一次了，恐怕这次还是要参加。"

现在的情况是：一想到满桌的美食，你就会害怕得发抖，而事实上你无须采购食材，不用费心烹饪，不必为别人服务，吃完后也不会被要求清理打扫——"正常"饮食者会把这叫作天堂，而你却称之为地狱。

大多数饮食失调者在考虑要不要去吃自助餐或参加派对时，会感到既恐惧又渴望。他们会对自己能够选择多种食物而感到兴奋，但同时也因为担心自己会大吃一顿感到恐惧。当大量种类丰富的食物变得唾手可及时，饮食失调者的大部分担忧是源自以前疯狂进食的噩梦般的回忆。

以下是一些吃自助餐或参加派对时的绝佳策略。

- 在自助餐厅选择远离食物的位置坐下，在派对中也待在不会直接看到食物的地方。
- 提前了解会供应什么食物，以便能考虑自己的选择。
- 吃自助餐时，在拿取餐点之前，先感受或想象一下食物的味道，并在脑中记下最喜欢吃的东西。
- 对于喜欢的食物，一次不要拿太多，记住，之后还会有很多可供选择的美食。
- 除非只吃几道菜，否则同一种食物不要再拿第二轮，即便要拿，也尽量保持少量。
- 不要理会其他客人谈论他们在吃什么或不吃什么，尤其不要理会他们对迫于压力必须吃掉眼前所有东西的恐惧。
- 不要在刚刚到达就餐地点就急着去排队取餐，也不要在食物刚开始分发时就冲上去，要给自己一些时间融入周围的环境，与人交流，让自己放轻松。

- 专注于谈话而不是食物，不要在吃东西的时候说话，也不要在说话的时候吃东西。

- 仔细咀嚼食物，让它在舌尖停留，这样味蕾才能够工作，记录味道、满足感和饱腹感。

- 每吃一口都试着暂停一下，尽可能放慢进食速度。

- 用深呼吸来让自己保持放松的状态。

除了这些策略，你可以通过保持自我对话的积极、理性和目标导向性来降低自己对食物的反应，从而抑制焦虑，保持从容和自信。这并不像你想象中那么难。你可以通过避免不健康的自我对话（用☹代表），以及在进食过程中聆听健康的自我对话（用☺代表）来应对一场食物盛宴。

- ☹ 我真的很担心我会吃下什么。过往每次参加派对，我在进食方面都做得很糟糕。

- ☺ 我会注意倾听食欲的引导，有意识地选择食物，吃下对我来说适合的分量。

- ☹ 我要饿自己一整天，这样晚上就可以吃我想吃的任何东西。

☺ 我会在白天好好吃饭，让自己摄取足够的营养，这样晚上就不会吃得太多了。

☹ 每当我看到那些我喜欢的食物，我就知道自己一定会吃到撑。

☺ 我会有意识地吃东西，并且慢慢地吃，充分地咀嚼食物，让食物在舌尖上停留一下，供我细细品味。

☹ 我得第一时间赶到取餐处，以确保我能拿到我想吃的食物。

☺ 我会让别人先拿到他们想吃的，并且告诉自己，依然有足够的食物供我选择。我知道，只有在轻松、无压力的状态下，我才能做出更好的进食选择。

☹ 有太多的美味任我挑选，每一种我都想尝尝。

☺ 我不可能尝遍每一种食物，所以我只会吃我最喜欢的那几样，其他的就算了。

☹ 我会再来一份美味的奶酪和饼干，然后让自己少吃一些。

☺ 奶酪和饼干很美味，但对当下来说，可能也没那么好吃，因为我想把有限的胃空间留给其他我喜欢的食物。

☹ 我已经吃饱了，但我无法拒绝甜点。

☺ 我等一下看看是否还吃得下甜点。如果吃不下了，也没什么。

☹ 为了在这次派对上大吃一顿，我整个星期在饮食方面都努力表现得很好。所以，如果我不能在派对上放开了吃，是不公平的。

☺ 我的饮食决策并不是基于是否公平，而是基于食欲、健康和自豪感。

☹ 我不在乎待会儿吃完之后的感受。此时此刻我就想吃下更多的食物，大不了我下周少吃一点，或者多去几次健身房。

☺ 我很关心自己吃完后的感受，所以我会尽可能享受美食，直到我感到满足，然后停止进食。

☹ 我不敢相信自己吃了这么多。我实在太愚蠢了。我就知道会这样。我永远都无法成为一个"正常"饮食者了。

☺ 虽然我吃得比预期多，但这并不意味着我是一个糟糕的人，我会原谅自己。

想象一下，当你对自己说出这些积极的话时，会有什么感觉。

更妙的是，想象一下它们会怎样改变你的进食方式。记住，你对自己大脑输入的内容，就像给计算机编程一样：你对它——你的大脑或计算机——说什么，它就会做什么。其实，一旦你知道该说什么，说出明智的话会跟过往说出那些不明智的话变得一样简单。此外，你还要提醒自己，每一次你以积极、富有同情心的方式与自己对话时，你都在巩固和练习一个你将会受用终生的习惯。

在第8章中，你将学到什么是最佳的动力，以及如何让它改善你的饮食和关怀自我的方式。那是一种饮食失调者并不习惯的情绪体验，但它带来的各方面的回报是让人难以抗拒的。对于一本关于自我对话的书来说，这会是点睛之笔。

## 案例：奎因

奎因，一位62岁的女士，昂贵的发型，名牌鞋，白洁无瑕的皮肤——她看起来完美无缺。她找到我，是因为她30年前所患的暴食症最近又复发了。她的长期伴侣为了一个更年轻的女人离开了她，而奎因对他的思念"无法言喻"。她觉得自己被扔回了一个类似于她年轻时想要回避的社交场景，并且如果她不参与其中，便会感到被孤立和"孤苦伶仃"。所以她很少出门，整天以食物为伴，有时甚至半夜起来打开冰箱扫荡。

作为一个内向的艺术家和当地小有名气的人，她得以自己制订工作和饮食时间表，并且可以用"忙于新作品创作"作为推辞社交活动的借口。但真相是，她只能通过严格安排自己的生活和饮食来应对进食方面的问题。当她与朋友们一起用餐时，她会觉得自己吃得不够好，因为朋友们的进食状态以及关于食物的讨论会让她无法专注于自身的食欲信号。

她的母亲也是一位艺术家，奎因猜测母亲可能有轻微的公共场所恐惧症。因为奎因的父亲常会带奎因作为"女伴"参加社交聚会。事实上，奎因说，社交活动让她感到压力重重，但她的父亲总是喜欢在外炫耀他的美丽、有才华、瘦得像模特一样的女儿。聚会或者在别人家里吃饭时，她一刻不能放松。一方面她觉得自己必须得不停地吃来取悦主人，另一方面，她感觉到父亲正密切关注着自己盘子里的食物以及她吃了多少。

奎因最初的自我对话反映了她的恐惧。

- 当我不是独自进食或不在我自己家里吃饭时，我会失去控制。
- 我无法与我的食欲联结，也无法取悦他人。
- 如果我想吃什么就吃什么，我就不会瘦，也不再有魅力。
- 如果我在外面吃饭，就会变胖。

- 在家里吃饭会让我感到安全和稳妥，但真的会很孤独。

奎因复发的暴食行为是她逃避失去伴侣的巨大悲痛和空虚，以及应对衰老的方式。她从来没有解决过始于童年的社交恐惧。如今，外出和独处似乎都是站不住脚的选择。她认同，当不想经历更痛苦的个人情绪时，食物和体重是完美的转移注意力的方法，而控制食物摄入或控制体重是应对生活中种种焦虑的替代手段。

奎因后来选择的自我对话，舒缓了促使她暴饮暴食和清除食物的各种焦虑，并帮助她在与人相处时感到更轻松。其中的一些自我对话是这样的。

- 我的食欲由我自己掌控，并且只有我能听到它的信号。
- 不论我在哪里吃饭或和谁一起吃饭，我都只需要负责我自己的饮食。
- 我可以放松并享受与他人社交。
- 不论是独自一人还是和其他人在一起，也不管是否有食物的陪伴，我都可以找到其中的乐趣。
- 我的美来自内在而非外在，认识到这一点，我才能自在地生活。

奎因选了一个日子开始尝试放弃清除食物的行为，经历了几次让她收获颇多的复发，大约在 6 个月之后，她戒掉了这个习惯。令人惊讶的是，她允许自己增加几斤体重，直到那些悲伤消退——这是一个健康的解决思路，使她得以更容易停止清除食物的行为，也更容易参加社交聚餐活动。

她逐渐拓宽了自己的社交圈，先是只和一个人一起出去吃饭，然后扩展到和几个亲密的朋友，最终可以偶尔去参加一下聚会。她有时在聚餐中还是会吃不下东西，或者吃得太多，但她对社交饮食的焦虑感比以前少多了。当奎因结束咨询时，她仍然在努力应对衰老和容貌的问题，以及如何在多数人都很外向的社会里做一个内向的人，但她摆脱了以瘦为美带来的压力。

# 第 8 章

# 你早该为自己感到自豪！

没 有 什 么 比 自 豪 更 美 味 的 了

你也许会认为，每个人都想始终为自己感到自豪，或者至少是尽可能多地感到自豪，这是毫无争议的事实。

因为感到自豪是一种光荣的、亢奋的、绝佳的体验。此外，不同于生活中的大多数事物，你可以选择自己是否自豪，以及自豪的频率。你可以随时按照你的想法和行为，打开自豪的"开关"，就这么简单。

奇怪的是，尽管这是一种愉快的体验，但大多数人对自豪持谨慎或蔑视态度。而这本身就是很多人为自己的饮食行为感到惭愧的主要原因。毕竟，骄傲、自豪的对立面，正是羞耻。令我惊讶的是，数不清的客户生活在羞耻感中，因为这是他们熟悉的感觉。逃避自豪感，是因为他们对享受自豪的含义有一个完全错误的理解。他们为自己在食物方面的失控而感到羞耻，这种羞耻感影响了他们生活的方方面面。然而，当我试图让他们意识到自己正生活在羞耻感之中，遭受不必要的痛苦和挣扎时，他们却紧紧抓住那些自我厌恶和蔑视，好像这是一块珍贵的宝石——而我在努力从他们身上撬走。为什么会这样呢？你是怎么想的？

几十年前，我有一个客户，在她年幼时，父亲经常用锯棕榈枝打她和弟弟。她的父亲是个军人，也是一个暴力酗酒者，会对妻子家暴。在这样的屋檐下长大，她遭受了非同一般的痛苦。这样一个基于羞耻感的家庭环境（绝大多数存在酗酒和家暴问题的家庭都是如此），也导致她变成了一个基于羞耻感的女人，嫁给了一个虐待她的男人。在我们的谈话中，她分享了自己的遗憾和悔恨，因为她没有在父亲的狂怒下保护好弟弟，也没有在她丈夫的身体和情感虐待下，保护好自己的女儿。再加上她的婚外情、酗酒、肥胖和对高脂肪、高糖食物的热爱，她大多数时候都活在羞耻感之中。更糟糕的是，她无法想象会有任何其他的感觉。

当我问她，会对什么感到自豪时，她流下了眼泪。她甚至不能说出"自尊"或"自豪"这类词，因为如果她父亲听到她炫耀自己的成就，或试图引起任何一点关注，就会用锯棕榈枝打她的屁股。在咨询中，我们决定让她用首字母"p"代表自豪（pride），直到她能大声地对我说出整个词，并为此感到自豪。这会是一个很好的开始。

# 羞耻感有什么问题？

从人类进化的角度而言，羞耻感的存在有它的目的：提醒你可能已经想了或做了一些不符合你自己或社会准则的事情，并且，当你的想法或行动可能不符合你或周围人的最佳利益时，羞耻感会让你暂停一下。〔要了解更多相关信息，请阅读我在《食物与情绪练习册》(*Food and Feelings Workbook*)中的相关章节。〕因为没能达到自己或社会中的标准而感到一阵羞耻，并没有任何问题。然而，基于羞耻感地活着，感觉自己永远都不够好，这就很有问题了。

羞耻感是一种超越尴尬（又名耻辱之光）和对自己失望的感受。它是对你内心的一记重击，说你失败了、应该做得更好、无须费心尝试、配不上、不够努力，又或者你是个糟糕的人，世界没有你会更好。它坚称你是有缺陷的，更糟糕的是，这种缺陷是无法修复的。羞耻感作为一种动力而言，是无效的、失败的，它让你完全受制于它的假象，扼杀着你的精神，并且永远不会让你实现梦想。

紧跟着羞耻感而来的，是厌恶感。如果你是一个饮食失调的人，大概率会经历变胖的过程，你难以忍受胖起来的样子，对自己感到厌恶。因此，你发誓要减肥，并开始做"正确"的事情——选择有营养的食物，定期锻炼，遵循"正常"饮食的规则，不痴迷于食物，保持面对食物时有意识的状态。渐渐地，当你朝着这些目标前进时，羞耻感和厌恶感开始消退，你会感到如释重负。不过，因为害怕它们卷土重来，你需要保持那份动力，用以顺利度过未来的几周、几个月甚至几年。直到你慢慢地，一点一点地，停止了那些健康的行为——你开始吃撑了几次，一周没去健身房，暴饮暴食了一次或几次，然后又开始无意识地把零食塞进嘴里。很快，你又回到了感到羞耻和厌恶的循环中。

你需要的是，搞清楚为什么羞耻感会让你陷在这个循环里。真正的问题在于，你已经习惯了用羞耻感来让自己保持动力，用厌恶感来让自己朝着饮食的目标前进。你会想，"如果我能坚持吃正确的食物、去健身房、每天散步、做健康的饭菜，我就不会感到羞耻了。如果我总是能在感到羞耻之前做到这些事，就能避免让自己感到羞耻。"

这些情绪可能会激发你的动力——事实上，它们通常都是这样做的——但是，一旦你开始定期做有益的事情，你就不再感到羞耻和厌恶，而需要**另一种情绪来让你朝着积极的方向前进**。

这个循环的根本问题在于，你希望羞耻感和厌恶感能够防止自己偏离轨迹或搞砸一切，但真相是，它们无法对此提供有效的激励。你避免失败的策略就是监督自己，做"正确"的事情来减肥，吃有营养的食物，保持每天运动。然而，有太多未被满足的渴求和欲望对你紧追不舍，你难免有时会动摇并屈服于它们。紧接着，因为想要逃避羞耻感和"要坚持"的念头每分每秒带来的巨大压力，你早晚会开始怨恨你所认为自己必须做的事情。在一直被压抑的需求和所有的"应该"之间，你终于告诉自己，"够了，我已经筋疲力尽了，我已经尽我所能，到此为止吧。"

你错过了一节又一节瑜伽课，开始在休息室挑选零食，停止购买健康的水果和蔬菜，下班后又打算顺道去

Wendy's①解决晚餐。你变得松懈，不断退步，眼睁睁看着你所有的辛苦换来的成果消失殆尽。此时，对羞耻感的恐惧已经不再像过去那样起作用了。它演变成一种低级的紧张情绪，侵蚀着你的自尊，并且让你想起曾经那个苗条的你——那个你现在不再是，也许永远都无法变成的样子。

另一种可能是，你借助他人来羞辱自己。最初，你指望别人提醒自己，当前所做的那些关怀自我的行为是多么了不起：在家自己动手烹饪健康的饭菜，从不缺席工作日清晨的健走团，学着通过冥想来减少饮食压力，等等。因为这些改变，你获得了大量的赞誉，尤其是如果你已经开始掉秤的话。你贪婪地抓住那些赞誉，因为这是另一种避免羞耻感的方式。你想，"如果别人说我做得很棒，那一定是真的。我想我再也不需要感到羞愧了。"

但随着你的身材和你那些积极行为成为新的常态，你的减重速度变缓或停滞不前，那些赞誉的声音便逐渐消失了。你的行为不再是新鲜的或值得称赞的。当赞美和关注

---

① 一个美国知名快餐品牌，主营汉堡、三明治等。——译者注

减少时会发生什么？当喝彩声结束时你会有何感受？是的，你的激励因素就这样消失了。那么，去做那些能让自己受益的事情，背后的动力还剩下什么？

真相就是，为自己感到羞耻和寻求他人的认可，实际上都是在逃避问题，转移焦点。是时候承认这一点了。这是从饮食失调中恢复的一个重要步骤。

跟我一起读："为了获得他人的称赞（或者避免他人的蔑视），而让自己对饮食和体重状况感到羞耻，或让自己做'正确'的事情，坚持健康饮食和定期运动，长期来看，是行不通的。"不断重复这句话，直到完全理解，并且接受这一事实。

想要减肥后不再反弹，你需要持续的动力和不断的激励。这一切并不是为了赢得某人的赞扬或者实现一个目标，然后就能彻底放松下来了。你愿意持续下去是因为你值得，你想要健康，不想过早离开人世。并且，当你善待自己时，身心状态也会有显著的改善。简而言之，你更想要的结果是关照自己，而不是种种自毁行为。

如果你陷入了上文所说的"自我厌恶/反抗"循环，那是时候打破它了，像丢掉烫手山芋一样扔掉它吧。拒绝憎恨你的身体，拒绝对着镜子感到厌恶，拒绝再上秤。从你的思维中消除那些"应该"，并开始把向前迈进作为你发自内心的愿望。让自己生活在一个充满你的意愿而不是"应该"的世界里。然后，开始培养自豪感。

# 自豪感为什么如此重要？

你可能会想，自豪感和自我对话能有什么关系？答案是，它们不仅有关系，而且密切相关。大多数饮食失调者的自我对话，尤其是无意识的那些，都是消极并且充满羞耻感的。那些自我对话告诫我们，为了成为"可接受"的人，我们决不能做什么。或把我们的缺陷无限放大，并因此责备我们。此外，它还会诋毁我们对自己和他人的价值，就像用那根锯棕榈树枝自我鞭笞一样。

绝大多数（甚至所有的）饮食失调者的自我对话都是基于羞耻感的。我清楚这一点，不仅源自他们在治疗期间与我的分享，还因为这正是我过去对饮食失调的自己所说的一切。基于羞耻感的自我对话，为的是让你觉得自己有缺陷，然后激励你从各种"失败"的行为中振作起来，做一些"正确"的事情来改变自己。它充满了蔑视、厌恶、沮丧、自怜和居高临下，听起来像是一个无所不知的恶棍。想要通过羞辱和贬低，让自己去做各种积极的行为是荒唐且毫无意义的。

我们总希望以一种"这次我可要动真格的了"的方式，对待那些负面的、消极的事情，并期待最终能取得一个成功的结果。可惜的是，这种情况很少发生，或者即使发生了，也不会持续很长时间。这不是因为我们不够努力，也不是因为我们有什么缺陷。这种方式无法带领我们达到或维持理想状态的原因在于，它与激励和持续改变的作用恰恰相反。它只会指出我们哪里失败了，我们堕落到什么程度，以及我们需要多少努力，才能从羞耻感的深渊中爬出来，而这些努力的成果似乎也难以持续。

可悲的是，饮食失调者经常被教导（至少在当今的社会中）对自己苛刻是推动改变最有效的方式。希望我已经让你明白，事实并非如此。**你无法在厌恶自己的同时变得苗条或健康，无法一边沉迷于丑陋中一边创造美丽，也无法在不断贬低自己的过程中鼓励自己。**那么，如果羞耻感无法阻止自我毁灭行为，也不能建立基于建设性的思考及明智行为的生活方式，那它的替代品是什么？

当然是**自豪感**了！

我所说的并不是在你实现了某件事之后感到自豪，而是在你努力做这件事的过程中，对自己感到欣喜和满意。

在健身房锻炼之后，在超市把新鲜水果和蔬菜装满购物车之后，在花了20分钟为自己做了一顿健康的美味佳肴之后，都容易感到快乐和幸福。关键在于，**因为自己正在做，而对自己感到自豪**。也就是说，从你产生一个念头的那一秒起，直到享受完成目标的喜悦，每时每刻都为自己感到自豪，并期待一次又一次地重复这一过程。

还记得父母或老师曾经告诉你"贵在努力"吗？这种努力就是我所说的自豪。自豪，是你正努力为自己做一件美好的事情，即便这对你而言是一个挑战。自豪是你认为自己有足够的能力去尝试，也相信自己会不断地尝试。它是滋养花儿的雨滴，而不是一朵花的盛开；它是更衣室里鼓舞士气的讲话，而无关最终球队的输赢——这就是自豪感。在自我对话中注入自豪感，会提升你的生活品质，尤其是你关怀自我的能力。

# 还有其他的动力来源吗?

我们已经谈论过,把羞耻感作为动力,是令人沮丧、容易失败的死路一条。是时候讲讲,如何用自豪感取代羞耻感了。首先,我需要解释和区分外在动力和内在动力。

外在动力是基于我们自身以外的因素——他人的认可,或是担心如果我们不成功会受到惩罚。它们是当我们达成目标时希望或期待获得的奖赏,是你一直渴望的东西。外在动力是这样工作的:我们做 X,并期待因此能够得到 Y。而当我们终于得到 Y 时,会兴奋不已(比如父亲的表扬、和一直迷恋的人约会,或者来自好友的赞叹)。

如果你努力并取得了成功,那么一切都很好。这意味着你又一次战胜了失败和羞耻感并感觉得到了认可——你的确像自己认为的或希望的一样好。但是伴随着这种想法而来的是一种潜在的认知:**自己本可能失败**。不管你获得了什么荣誉或奖赏,下一次你可能就不那么走运了——这样的想法是可怕的。

**外在动力引发的恶性循环**

开始：暴饮暴食，不去锻炼等

⬇

羞耻、厌恶、自恨

⬇

绝望，失去活力，没有兴致

⬇

暴饮暴食，缺乏关怀自我

还记得吗，在第2章中，我们已经知道基于羞耻感的各种词语是属于外在动力的："应该""不应该""理应""必须""不得不"。当然，还有我奶奶的最爱，"决不可"。有没有感受到手指在你面前摇晃，责备你要"表现好一点"，不要"搞砸"，还有随之而来的轻蔑的表情？这种感觉会很好吗？这就是你使用外在动力时的羞耻体验。

不同于外在动力，内在动力是你**主动想做**一件事，因为这是对你而言最佳的选择，它表明了你想成为怎样的人，并强调了你的目标是关怀自己和他人。

在内在动力的驱动下，我们为自己发光，而不是为了其他人。如果我们的光芒能够温暖和照亮其他人的生活，那当然更好了，获得称赞和表扬的感觉当然很不错，但它们只是锦上添花。

在这个世界上，没有什么比做一件能够表明你是谁或者你想成为什么样子的事情，更让人感到自豪的了。忘了那些掌声吧，不管你过去在不在舞台上，你都值得站上舞台。**自豪感，是在没有观众的时候也尽情享受舞蹈，是你为了自己而持续不断、坚定不移地致力于成为最好的自己的一种独特表达。**

有了内在动力，你会关注结果，期待成功，但这只是你做一件事的部分原因。我写很多书，是因为我热爱写作。我从十几岁时就一直在写，因为我非常喜欢这个过程。即使在我写的作品很平庸的时候，或在我沮丧的时候，写作也会让我感到兴奋。当我有一个写书的想法时，我希望能找到出版商吗？当然了。我想让这本书大卖吗？当然了。但是，即使我的出版梦想没能成真，也不会影响我将一个发自内心的愿望孕育在这个世界上带来的那份快乐，更不会影响我在写作时感受到的兴奋，和将我非常关心的内容传播出去的那份满足。

**内在动力引发的良性循环**

不断改善，持久地关怀自我

⬆

活力提升，充满希望

⬆

自豪、同情、自爱

⬆

开始：暴饮暴食，不去锻炼等

现在我们来感受一下羞耻感和自豪感作为动力的区别。

如果你对自己说："不能瘫在那儿了，毫无价值的胖子，赶紧去健身房吧。健身卡都快过期了，可我也就去了两三次吧？真可悲。"你当然会感到卑微、内疚，并对自己这个大块头失望透顶。"好吧，"你不情不愿地告诉自己，"我去那该死的健身房。"

但如果你带着如此可悲、毫无价值的情绪去健身房，那又有什么意义呢？那般言辞和态度把你的能量抽光了，突然间，你感到精疲力竭、萎靡不振。而此刻你想做的就是跳进巧克力曲奇的海洋里，让自己一直沉浸其中。

认真想一想：你用各种糟糕的词句形容自己，说自己毫无价值，那么你又怎么会为了这样一个毫无价值的自己充满动力地去做一些积极的事情呢？

其实，你可以告诉自己："即使我很久没有去健身房了，我也依然是有价值的，是值得被爱的。无论去不去健身房，我都是一个善良且得体的人，值得拥有生命中所有美好的事物。因此，如果去健身房，我会对自己的感觉更好，我正在关爱那个非凡的自己。想要体验那种美妙的感觉，穿上运动鞋，拿起水壶吧。"说完这些话，你会感到精神振奋，不再那么低人一等。那些语句和口气都让你充满活力，好像此时此刻最重要的，就是向前迈出那一步。

那么，迈出那一步吧。

内在动力的用词，通常是"想要""希望""愿意""喜欢"和"渴望"。它们源自内心，不加评判，充满热情，并且展现出全力以赴的架势。你不需要任何其他的激励和鞭策，来保持自己的动力。

自豪感是最为"内在"的内在动力，因为它将你的渴望，与最深刻、最充实、最精心呵护的自我联系在一起。

　　羞耻感则来自你的恐惧、你所经历的痛苦，以及你对再次经历它的惶恐。如果给羞耻感一个形象，它将是沼泽中贪婪的怪物，想要把你拉进泥泞。而自豪感则是照耀着你的阳光，给你带来一个理应得到的拥抱，它就像一个住在你心底的微笑，正变得越发灿烂。这样看来，你会选择哪种动力呢？

**想一想**

- 你是否背负着许多从小就不应属于你的羞耻感？
- 你准备好感到自己的价值、觉得自己值得被赞扬以及产生自豪感了吗？
- 怎样的言辞可以用来提升你的自豪感？

# 用自豪感保持动力

　　自豪感无疑是一种充满力量的神奇情感。它就像一个万能的厨房或露营工具，可以用来做任何你需要做的事情。它也像一种神奇的药物，可以治愈一切的疾病。需要振作起来？盘点一番你珍视自己的原因，或者你自豪的理由。老毛病又犯了？专注于你这次是如何回到正轨的，所需的时间会比以往任何时候都短。担心你永远无法与食物和身体建立积极的关系？留心一下你已经取得的进步和成果（定期锻炼，大多数时候能减少食物分量，而不是顿顿都一点儿不剩地吃完）。自豪感对于任何困扰你的事情都会有所帮助。

　　我最喜欢在做决策的时候使用自豪感，以便让自己尽可能多地感到自豪。当做出最有利的选择，并实现目标的时候，我们会感到自豪。当我们失败了，便会感到羞耻。既然如此，**为什么不在每次有机会的时候，选择让自己去实现目标并为此感到自豪呢？**

当然，有些决策是清晰的，有些则更微妙些。在清晰的决策下，选择明智之举的例子是：如果看到一个人的钱包掉了，就捡起来还给他；如果看到蹒跚学步的孩子把泥巴糊在你新买的白色地毯上，在你做出反应之前，先数到10，让自己冷静下来；在看电视时，选择不吃那袋薯片，因为晚餐你已经吃饱了。清晰的决策是那些几乎每个人都同意的明智选择：我们不偷别人的东西，在年幼的孩子面前努力控制好自己的情绪，拒绝在已经吃饱的时候继续吃东西来伤害自己。

如果生活中所有的"去做"和"别去做"都有如此明确的划分就好了——可就像吃一块糖果这种事情该怎么处理呢？你不能说吃一块糖果总是错误的选择。如果它只是偶尔吃一下的甜食，而且能够被用心地品尝，那它是合适的。但如果你每天都吃三袋糖果，就很可能会损害你的健康。而如果你吃得太快，就无法品尝到它的味道，又或者在吃完之后感到无比内疚，觉得一整天都毁了，结果又吃了一个。

如你所见，是否要吃糖果，取决于情境，一个行为的意义和背景非常重要。如果你的目标是更加健康，那么当你愤怒时，选择吃一块糖果来压抑情绪，最终会导致羞耻感。慢慢地、用心地、快乐地吃一块糖果，作为一种愉悦的享受，会让你感到自豪，因为用心地品尝美食，是关怀自我的一部分。

拒绝开车送朋友去机场、工作加班，或告诉朋友你对他的真实感受等行为，可能会让你感到自豪，也可能会让你感到羞耻，这取决于具体的情况。生活中的大多数事情，重点并不在于绝对意义上的"对"或"错"，尽管你过去可能是这样被教导的。如果现在你依然使用着那种简单的、孩子般的思维方式（因为你的父母在他们的大半辈子中就是这么做的），那你需要培养批判性的思维方式，以便更细致、复杂、成熟地看待和解决问题。关于这部分内容，你可以参考我在《智胜暴饮暴食》（*Outsmarting Overeating*）一书中的第7章。

在做决策时，我们经常会不确定该做什么，需要认真思考某个选择在长期看来意味着什么。不过，自豪感和羞耻感的二选一，往往是非常简单的。大多数时候，我们都清楚，如果这样做或那样做，会带来什么感受，尤其是关于饮食、健康或关怀自我方面的选择。关键在于，当你做决定时要能意识到，选择A会给你带来羞耻感，选择B则会增强你的自豪感。你可以让自己在羞耻感的深渊中越陷越深，你也可以通过接受你或他人的不完美，让自己走出那个深渊。此外，让自己振作起来，并且做出正确的选择，这也是你对自己应该担负的责任。

假设你刚刚被甩了或丢掉了工作，因为自己的问题对父母、孩子、伴侣大发雷霆，结果整个周末都瘫在沙发上，把橱柜里的东西吃得一干二净。

此时，你满脑子想的都是你把自己的生活搞得一团糟，紧随其后的那些自责，会让事情变得更糟——而这，无疑会让你感到更加羞耻，更想进入无脑吃喝的状态。

这是一个完美的选择点，你可以对自己说："好吧，那已经是过去的事情了，而今天是一个新的开始。现在，我要在自我慈悲的导向下，改变方向，做一些能让我为自己感到自豪的事情。"你不需要大动干戈，比如去温泉疗养一周，或取出自己的部分积蓄捐助当地的动物收容所。你只需要从生活中的小事开始，去做那些你认为是健康的，并且让你感到更好的事情就够了。

每时每刻都同等重要。需要注意的是，不要把你认为自己做得"差"的事情的分量看得比做得"好"的事情更重。不论是你决定拒绝第二块苹果派，还是抵不住诱惑决定吃下第三块，它们都是同样重要的。

## 不要只做让你感到自豪的事，要让自己为此感觉很棒

把自豪感作为终极关怀工具的方法就是，不要单纯去做对你最有利的事情，而是要频繁地、不厌其烦地提醒自己，**为自己正在做或已经做过的事情感到自豪——这是重中之重**。当你采取理性和健康的行为时，一定不要用"哎呀，我昨天就该这么做了"，或者"多大个事儿啊，我不过就是做了一件对我有点好处的小事情而已"的表述对那些积极的行为置之不理。

你可能会想，"但是，当我本来就要做一件事情的时候，我如何对此感到自豪呢？"我的客户经常向我提出这个问题。心理学上有个概念叫"过度缩小化"（minimization），意思是当你想让自己积极的变化更大、更重要、更有价值时，这种心理会让你觉得那微不足道、不值一提。

过度缩小化会引发无助感，而这不是你想要前进的方

向。所以，把任何让你感到自豪的行为都当作大事去做。

举个例子。假设你昨晚去了冰激凌店，今晚你买了新鲜的三文鱼回家，在电饭煲里放了一些法诺（一种富含纤维和蛋白质的谷物），给自己做了一份健康的沙拉，然后独自一人（没有电脑或电视做伴）吃了一顿美味的晚餐，对每一口美味都惊叹不已。在上述的行为中，积极地在家烹饪，并享受你给自己做的这份晚餐是至关重要的。这意味着你因为在家专注于吃晚餐而感到自豪，而不是因为去吃了冰激凌而感到羞耻。

重点在于认真对待你的努力，并认识到，即使在心情不好的时候，你也总是可以做点什么来照顾自己。当你吃撑了或者选择看电视而不是去跑步时，你可以洗一大堆衣服或者洗洗堆在厨房里的盘子，也可以拥抱你的女儿，跟她说她是一个了不起的孩子，还可以打电话给你的父亲问个好或者预约一下你一直推迟的医院检查。**当你陷入羞耻感之中时，试着做一些积极的事情——任何能带给你自豪感的事情，会让你豁然开朗，把一场失败变成一种胜利。**

许多饮食失调者认为，当生活变得更好时，他们就会有时间、精力或动力好好照顾自己。恰恰相反。只有当你好好照顾自己的时候，生活才会真正以一种深刻、有意义、可持续的方式得到改善。

关怀自我这件事，并不取决于你是否有时间或精力去做，而在于腾出时间或找到让你有精力去做的事情。关怀自我，是你给自己的一种充满爱的能力，每时每刻你都可以不断练习。它会让你告诉自己：**我是值得被爱的，一直都是有价值的，我会以这样的立场对待自己，无论生活中发生了什么，或者别人如何对待我。**

你可以在尝试下列这些行为之后，花一两分钟为自己感到自豪。

- 去超市采购，带着满满一车健康美味的食物回家。
- 散步、去健身房，或者在客厅跳舞，直到你开始流汗。
- 观看有关深呼吸的视频，学习如何控制呼吸。
- 清理客厅的一角，只要能够看到变化就足够了。
- 完成待办事项清单上的一件事（你不需要为了感到自豪而完成整个清单上的事项）。
- 照镜子，只注视自己最美的部位。
- 研究一下志愿活动或思考如何帮助一位朋友。
- 整理整理床铺或洗洗车。

- 归纳各种票据，方便之后报税。
- 给你很久没联系的朋友或家人打电话、发邮件。
- 给植物浇浇水。
- 清理猫砂盆。
- 给狗洗个澡。
- 买一本书或报名参加冥想的课程。

这些行为的重点是走出基于羞耻感的思考范围，停止会引发羞耻感的行为。这是为了向自己表明，你可以把事情做好，你愿意对自己负责，你有能力以让你感到自豪的方式行事——至于大事小事，并没有那么重要。这也是为了让自己更多地体验并接受自豪的状态，使它成为你的常态。当然，当生活看起来很糟糕的时候，你可能会忘记你拥有自豪的力量。事实上，**那股力量一直蕴藏在你心底，无论你是否正在使用它。**就像即便我们只能看到云的时候，太阳也总是在天空中。

# 是否还有其他帮助我感到自豪的方式?

我在社工学校学过两种心理结构:观察自我（observing ego）和理想自我（ego ideal）。几十年来我一直珍视这个收获,因为我发现它们对我个人生活和工作都非常有用。观察自我和理想自我构成了一个悖论,它们激励你努力变成你想成为的人,但同时你也知道自己永远不会完全变成那个理想中的样子。

**观察自我**,是"这一部分的自我,对行为不产生影响,也不参与决策。它的功能,仅仅是在中立的状态下见证发生的一切,就像一台照相机,只记录影像,而对于一件事的正确与错误、理智与疯狂、好与坏不发表评价[2]"。

你在过往的生活中,一定使用过观察自我,只是那时你不知道它的名字。比如你在公园或餐厅里等朋友来,你

---

[2] Kate Williamson, *Conducting User Interviews: Lessons Learned*, Centerline Digital, November 14, 2013.

只是在观察周遭发生的一切。在公园里，一位男士在人行道上被绊倒，然后像什么都没发生一样，爬起来继续向前走；一会儿一个滑滑板的男孩经过你，你感受到他带过的一阵微风。在餐厅里，你看到一个小女孩在他父亲的耳边低声说着什么，然后父女俩都咯咯地笑了；而另一边，两个看起来有些疲惫的服务员在厨房门口用希腊语闲聊着。

你既没有导致这些行为，也没有做任何事情来改变它们，你只是注意到这些事的发生，在你的意识中不加评判地记下了它们。也许等你回家后，你会告诉别人，有个男人绊倒了，或者一个孩子把父亲逗乐了，不过这都是后话，对于此刻来说，只涉及观察和记录——关键在于——**不加以评判**。

**理想自我**，是"一个人想成为的自己在内心的形象[3]"。这是我们希望成为的最好的自己，即便我们永远无法实现。作为人类，我们是由古老的DNA决定的。而我们希望的是（虽然无法做到），自己能够成为最好的一个版本，包含所有最新的升级和各种花哨的功能。

---

③ Salman Akhtar, *Comprehensive Dictionary of Psychoanalysis* (New York: Routledge, 2009), 89.

例如，我在诊室的理想自我是能够更好地倾听，少打断来访者，多问一些激励性的问题，少做临床解释。我觉得自己正朝着这个理想迈进，但我怀疑再花好几辈子的时间也无法让我真正地实现这一切。不过这也没什么，我很高兴有一颗闪亮的星星来引导我走向一个有价值的方向。

当观察自我和理想自我携手并进时，你会看到它们在推动你前进和在使你感到自豪的方面上创造的惊人的可能性。观察自我客观、公平地监视着你在按照理想蓝图探索的过程中所做的事情，如果你的理想自我是在暴饮暴食之后善待自己，那你的观察自我就会注意到你是否有这样做。它是纯粹的、不加修饰的自我反思，而这对于改变来说至关重要。同时，理想与自豪感的融合也会迸发出源源不断的动力。

与其逼着自己成为我们认为应该成为的样子，为什么不以能够帮助我们成为理想状态的方式去思考和行动呢？理想自我的功能是召唤我们前进，让我们的行为方式与核心目标保持同步。当然，每个人的理想自我都是不同的。有些人希望循规蹈矩，有些人则渴望成为开拓者。我们也许渴望拥有创造力，渴望富有慈悲心，渴望无私、宽容、开明、善良、世故、明智、有成就，等等。为了不辜负这些理想，我们一直在为之奋斗，同时也意识到自己永远都只会在改变的道路上。

我们的目标从来就不是变得完美，而是把目标放在偶尔能够触手可及的位置，同时提醒自己不可能真的完全达到内心期望的样子。

理解这两种心理结构——中立的自我观察，以及为了高尚的个人理想而努力——会让你更容易意识到何时该为自己感到自豪。牢记它们是一个非常强大的工具，可以让我们有动力保持"正常"饮食，追求更好的健康状态以及关怀自我。

# 四句 "真言"

鉴于生活并不总是如我们所愿，所以有必要准备一些 "真言"，以便在关键时刻能够迅速激发安慰自己的自我对话。在特殊情况下，我偶尔也会对自己说一些其他的话，不过以下是我常用的4句。

## 我已经尽我所能了

我经常对自己说这句话，将其作为对于我时不时冒头的完美主义倾向的一种快速修正方式。很多人不断紧逼自己，直到遍体鳞伤或精疲力竭，为的是什么呢？通常是为了接近或达到某个抽象的理想，而更多时候是为了达到他人的预期。可如果因为与生俱来的局限，即使在我们的最佳状态也永远无法实现理想呢？

换句话说，有时我们的努力足够达成目标，有时则不然，但大多数时候我们竭尽全力也只能做到这样了。

提醒自己"我已经尽了最大的努力，无法再做更多了"，让我能够为付出的努力和已经取得的成就感到自豪，并帮助我认识到能力的边界，接纳自己的不完美。

## 这已经足够好了

这句话与"我已经尽我所能了"呼应，意味着，**够不够好，该由我自己决定**，而不是用一些完美典范或他人对我的看法来衡量自己。它充满了力量，也为你建立了自信。这句话的意思是，"我不在乎别人如何看待我的表现。我在乎的是自己觉得满意与否，而现在我对自己的表现很满意。"

这既不是借口，也不是逃避责任的方式。这是一个事实性的陈述，表明无论在何种情况下，你想要做到什么程度，都由自己掌控。

## 一切都会过去

这句话之所以在生活中经常能被听到，是因为它饱含着处世的智慧，温柔地提醒我们：生命无常，我们既不能留住幸福，也无法留住痛苦。（当然，它们会留在记忆里。）在大多数时候，身体和情感上的痛苦都会过去。当我们深陷其中时，提醒自己这一点很重要。

回顾一下过去和未来即将经历的愉快时光，可以从更大的维度上客观地看待当下经历的痛苦，从而让我们对更加美好的未来充满希望。即便是死亡的痛苦最终也会过去，无论在它发生时我们是否已经能够坦然接受。

## 我很好，也很安全

当目前的情况与以前的痛苦或创伤经历相似时，我们会陷入记忆的深渊中张皇失措。例如，当你的控制狂老板总是在完成期限上步步紧逼时，会让你想起母亲是如何在你的学业上坚守原则的，比如要求你和朋友出去玩之前必须把作业做完。又或者在派对上当喝得醉醺醺的陌生人对你动手动脚时，会让你想起，以前经常来家里的查理叔叔——对于12岁的你而言，他有点太爱身体接触了。我们都有类似闪回的记忆，在我们实际上非常安全的情况下发出预示着危险的信号。

关键是要区分我们是正陷在记忆里，因为那些痛苦的回忆被触发而感到不安全，还是我们正处于可能安全的现实中。也就是说，我们必须明白，此刻感到高度焦虑或不安是因为我们记忆中的事情，而不是因为我们当前处境中的任何真实存在的威胁。

所以当我因为记忆感到一阵不舒服时，我会先问自己："我现在是安全的吗？"当我意识到此刻并没有实际的情感或身体威胁时，便可以告诉自己放轻松，而我的脉搏和呼吸也会立刻变慢下来。

在感到情绪受到威胁时，让自己相信我们通常是安全的，是一种强大且有效的自我对话，能够在缓解悲痛方面发挥显著的作用，尤其是可能导致非必要进食行为的悲痛。

试想一下，如果你在生活中使用上述的自我对话（或者你自己的版本），你会不会感觉更好一些？如果你能在第二天早上醒来，就开始使用这些积极的信息和"真言"，你的生活将会如何改善？当然，也许你自己的表述方式也能达到相同甚至更好的效果，它们令人振奋，它们道出了普世真理，舒缓了焦虑，并让你以健康的方式感到充满力量。花点时间思考一下什么样的表达方式对你起作用——也可以尽情地使用我现成的句子。

## 案例：奥尔多

奥尔多是一位76岁的退休警官，在我们第一次咨询中，150公斤的他，说自己也许"无可救药了"——因为在执行任务时遭受了严重的背部损伤，被迫从警局退休，从那以后，他的体重增加了 60 多公斤。至今他仍然饱受伤痛的折磨，但他拒绝去看骨科医生，同时，他的胆固醇和血压"高得离谱"。

他几乎从不出家门，因为担心认识的人会看到他如今的体形。他也拒绝在妻子面前换衣服。他的妻子依然相信他无所不能，即便他们已经结婚 50 多年。正是他的妻子把我的"停止与食物斗争"研讨会的传单拿给了奥尔多，并坚持让他给我打一通电话。

羞耻感成了我们的主题。奥尔多对这个词再熟悉不过。他的父亲是一名退休警察，有酗酒和愤怒症④的问题，而他的母亲从未在父亲的身体和语言暴力下保护过奥尔多和他的兄弟姐妹。为了不惹火上身，奥尔多对父亲言听计从。阅读障碍让他在学生时代困难重重，他考了 3 次（最多也只能考 3 次）才考进警察学院。此外，从 6 岁到 9 岁的整整 3 年里，奥尔多遭受了社区牧师的性虐待，这是他试图忘记的创伤。在结婚前，他从未对任何人提及这个秘密，经过几个月的心理咨询，奥尔多才对我说出了这段经历。

他所有的自我对话都是在贬低自己，尤其是关于体重的内容。他希望通过羞耻感让自己表现得更好。

- 如今的我一文不值、一事无成，正如父亲曾说的那样。

---

④ 愤怒症患者会因为表达愤怒而兴奋，或者在很少或没有挑衅的情况下产生极端愤怒。虽然"愤怒症患者"不是一个正式的医学诊断，但它已被咨询师和愤怒管理小组发展成一个流行的心理学术语。——译者注

- 我的体重说明了这一点：我是个又大又胖的废物。
- 我为我的妻子、儿孙们感到骄傲，这是我引以为豪的。
- 我应该去看医生、去健身房、吃得更好，但这有什么意义呢？
- 我不值得你花时间帮助我，我也不知道你为什么要费心这么做。

我向奥尔多解释了创伤和虐待在情感上对一个人的影响，包括它们如何构建了基于羞耻感的自我。我们聊到了他错误地背负着父母和那位牧师对他所做的一切。我们讨论了羞耻感是多么阴险狡猾，以及为了健康和保持理智，我们需要放下不属于自己的东西。他也不想有这样的父母、阅读障碍或背部伤痛，他也不曾想被一个本能够信任的人猥亵。尽管他认为自己有各种各样的问题，但他有一份值得骄傲的工作，有爱他的妻子和家人。

改变他的自我对话有助于解除几十年来一直困扰奥尔多的羞耻感。现在他要做的是通过积极的自我对话来让自己每天都感到自豪。

- 我应该并且值得拥有爱和关怀，享受幸福的生活。
- 我为自己一路坚持走下来并取得的成就感到自豪。
- 人们爱我，我也可以爱我现在的体形。
- 我会好好滋养我的身体，给它更多的关怀。

- 我认为自己是创伤的幸存者，而不是受害者。

为了改变他对自己的感觉，特别是那些羞耻感，奥尔多需要理解他对生活中的事件赋予的错误意义（尤其是童年时期）。因为他把那些事件定义为"我应该感到羞耻"而不是"他应该感到羞耻"，他坚信自己就应该感到羞耻，并以厌恶和谴责的口气与自己对话。奥尔多的自我对话映射了他在自己身上看到的罪恶。但只要他认识到自己其实并没有做错任何事，而且自始至终都是值得的，便可以为自己克服许多障碍而感到自豪，并开始识别和使用那些充满阳光的自我对话——其实它们一直都在他心底。

••• 

现在，你已经掌握了如何改变内心的独白和对话，也已经准备好激发更健康的情绪和行为了——不仅在食物和身体方面，还包括在生活的方方面面。记住，在饮食和关怀自我方面的成功，与智慧，特别是语言能力密切相关，而与意志力无关。是时候发挥你的聪明才智来决定能够改变你余生的自我对话方式了。这可能是迄今为止对你而言最重要的决定。

我们都有一股在意识表面下流动着的觉知。有时它是潺潺流水，有时则像澎湃的海浪，它偶尔也会安静下来，但通常会以一个非常低的声音干扰着我们，以至于我们在没有听清楚的情况下就试着去理解其中的用意。

希望你在读完这本书后，至少知道你现在有一个选择：你可以继续让那些毫无帮助而且还会深深伤害你的语言给自己洗脑，也可以选择学习一门新的语言，采用更健康的词汇表（你甚至不曾知道那些词存在）。我打赌你会认为，现在就是彻底改变你的自我对话的最佳时机。

随着这本书进入尾声，此时此刻你在想着什么，或者对自己说了什么？如果那些话让你感到积极，对未来充满力量和希望，并且为阅读了这本书感到自豪，那么，你已经准备好带着新的语言启程了。如果你没有感受到那份积极，那么现在正是停止阅读的时候，去找一个能够表达你是值得的，并坚信你能够改变的自我对话。

从现在就开始——而不要等到明天或后天。说一些有力量的、有希望的、有爱的、有挑战的、有鼓励的、用心的自我慈悲和自我肯定的话吧。

一个字、一个词，或一个句子都可以。如果你觉得这些想法还没有根植于心，想要重读整本书或其中的一部分，那就翻回第一页从头开始或找一个让你豁然开朗的句子看下去。

从此刻开始，你所说的话蕴含了治愈所有饮食问题，并引导你彻底恢复"正常"的力量——你梦寐以求的生活，正等着被你"说"出来。

（全文完）